「医療と福祉」大連合へ――

わたしは戦い続ける！

監査法人・長隆事務所代表
長隆
Takashi Osa

JN120882

財界研究所

政府からの報酬は少ないほどいい

（13ページより）

はじめに

１５００兆円にも達する国と地方の借金を抱える日本の財政問題は、超高齢社会の一層の進展と相まって年々、深刻度合いを増している。公立病院の改革は、この財政問題とは切っても切り離せない関係にある。公立病院は２００５年11月の経済財政諮問会議で「公営企業等の地方独立行政法人化（非公務員型）、民営化を進める」こととされた。さらに06年6月には地方公営企業について「組織形態のあり方を見直し一般地方独立行政法人への移行を推進するものとする」とされさらに15年3月には、民間的経営手法の導入が不徹底の場合は地方独立行政法人化に向け直に取り組むべきである（新公立病院改革ガイドライン：平成32年度まで）とされた。

これらの方針が出されたのは、旧来の公務員型の経営から民間型の経営へと大きく脱皮せよという政府の強い意思の現れと取れる。本書は、総務省の公立病院改革懇談会座長などを務め、多くの病院経営の改革にマネジメント面から携わってきた著者がこれまで全身全霊をかけて取り組んできた公立病院経営の改革の取り組みを中心にして取り上げている。

著者の長隆氏は「本当に働きがいのある病院の経営体制をつくるには、お役所体質から脱却しなくてはいけない。そのためにもまず地方独立行政法人に」――と訴える。そしてこれから必要なのは病院同士の大連携、「医療と福祉」の大連合だ。

18年4月、山形県庄内地区の複数の病院や介護施設、3医師会などが集まり地域医療連携推進法人「日本海ヘルスケアネット」が誕生。その中核となった地方独立行政法人山形県・酒田市病院機構（理事長・栗谷義樹氏）を、公立病院改革では全国でも最も先頭を走るモデルだとして著者は高く評価する。

著者は公務員による非効率な病院経営をこれまでいやというほど見てきた。人の命をあずかる病院経営がこのままではいけないという思いが著者を改革に衝き動かしている。本書は2013年6月刊行の『病院経営改革へ――なぜ、わたしは戦い続けるのか』を元に、一部の削除や著者のほかの書物などからの文章を加筆して上梓するものであることをお断り申し上げたい。

2020年11月吉日　『財界』編集部

もくじ（小項目は主なもののみ表示しております）

第1章

公立病院改革に乗り出す

菅義偉氏、大田弘子氏と「公立病院改革懇談会」

平成19年（2007年）、安倍晋三氏が最初の総理だったとき、菅義偉氏が総務大臣として、総務省に「公立病院改革懇談会」が作られ、私が座長に選任された。

その2年後に自民党政権は交代することになるが、菅大臣が私を座長にするときの経緯がいろいろあった。

私はそれまで、菅氏のことを全く存じ上げておらず、なにせお名前も「すが」と読むのを「かん」と間違えていたぐらいだった。

面識が全くなかった菅氏との付き合いが始まったのは、大田弘子氏（経済学者）が推薦してくれたからだった。

大田氏ともそれまでは面識はなかった。安倍政権の頃、ある日、当時、経済財政担当大臣だった大田氏から手紙をもらった。

大田氏は当時、担当大臣として経済財政諮問会議に出席していた。

そこで公立病院の改革が俎上に上った。

一方、菅氏は1000の自治体病院に対して、1病院当たり年間8億円、1000病院で年間8000億円も税金を無規律に投入してきたことについて、総務大臣として徹底的な改革をしたいと閣議で発議し、これが閣議で了解された。

これを受けて公立病院改革懇談会がつくられることになった。

メンバーをどうするかということになり、大田氏が菅氏に「長という方に座長をやってもらったらどうか」とアドバイスをした、ということだった。

経済財政諮問会議は行政組織設置法に基づいた裏付けのある会議だ。

公立病院改革懇談会は、その経済財政諮問会議の答申と、閣議決定によって作られた。従って、懇談会といっても、政権が交代しても行政機関を拘束する強制力がある。厚労省、総務省、財務省、都道府県などに対して実質的に強制力を持った懇談会だ。その座長に選ばれた、ということだった。

大田氏はなぜ私を選んだのか。

私は総務省の地方公営企業経営アドバイザーをずっと以前からやっていたので、そのことはもちろん知っていたはずだった。しかしもっと大きかったのは、その頃、テレビ東京の番組「ガイアの夜明け」で、公立病院改革のことが取り上げられ、そのときに登場したことが2回あり、それを見られたということだった。

この公立病院改革のことは日本経済新聞でも取り上げられた。大田氏からいただいた手紙には、TV番組を見て「感動した」ということが書かれていた。手紙の最後に「菅というのは非常に志のある立派な人ですから会ってくれませんか」ということが書かれていた。

これは大変名誉なことなので是非お会いしたいと思い、お会いさせていただくことになった。

国会の中に大臣控え室があり、そこで2人とお会いしたのが最初だった。そのときには総務省の偉い人が全員ずらっと並んでいたが、菅氏は「これから長さんと大事な話があるから、諸君は出て下さい」と言って、3人で話をした。

「委員20人は多すぎる」

その席で、菅氏から「公立病院の改革を抜本的に行いたい」という話があり、座長をやってくれませんか、と言われた。

私でよろしいんでしょうかと聞くと、一番経験がある、と言ってくれた。

私は委員はどういう方々か問うてみた。すると即座に20人の名簿を出された。ところがそのメンバーを見せていただくと、各界各層を代表するようにお名前が出ているけれど、私が期待する人が1人も入っていなかった。

これでは改革はできない、ガス抜きで終わるだろうと思い、そう申し上げた。そして私はメンバーはせいぜい6人ぐらでいいと注文した。では誰にするか、あなたが推薦した人を入れる、と菅氏からおっしゃっていただいた。私はまず、埼玉県4病院と川崎市3病院での改革で実績を挙げた武弘道先生がいいと推薦した。私の師匠である武先生が入らなければ絶対に引き受けられない、という考えだった。

次に民間では一番業績がいいといわれる長野県松本市の相澤病院の相澤孝夫・理事長兼院長(現日本病院会会長)を推薦した。それで自分を含めて3人。全部で6人だったら、委員の意見がまとまらないときでも何とかなる。

菅氏は最後にこう言ってくれた。「自分は全国の病院改革を実現させるために、長さんのコピーを100人つくりたいのだ」と。それは大変光栄なことだと思った。

そしてこの懇談会で答申された「公立病院ガイドライン」は、すべての表現を断定的なものにした。これは私が、曖昧な表現は容認できないと思ったからだ。

だから日限や金額、方法などが全て、断定的な表現になっている。こうした表現は、こういう答申の文言としては珍しく、結構、評判になった。

というのも、役所の答申はだいたい、「検討する」や「善処する」という表現が一般的で、いつまでにどうするということは書かれていないのが普通だからだ。

この表現にすることについても全て、菅氏が呑んでくれた。

そういうことを約束通り、菅氏はやってくれた。だから今、「公立病院改革ガイドライン」は全国の公立病院に対して、ちょうど「水戸の印籠」のような形で動いていると思う。

政府からの報酬は少ないほどいい

菅氏はまた、改革を実現させるために、お金もつけるとおっしゃった。

実際に予算をつけた。本予算で、都道府県に300万円、市町村に200万円、病院経営改革を「助言する人」を雇う場合の予算をつけたのだ。

私のような人間を100人増やせば公立病院の経営は良くなる、と本気で思ったのではないか。一人でもこれだけできるわけだから、その考えは間違ってない。

菅氏はこのように、非常に実行力がある人だ。そして約束を守る人でもある。

ただ、お金を付けることはどうかと思った。その際に申し上げたことがある。「大臣、助言する人は主に公認会計士を想定されているでしょうけれども、お金を出したら駄目です」と。なぜなら、政府からそんなにたくさんお金をもらったら、役人の言いなりになってしまうからだ。しかしそれは無視された。お金は結局、出ることになった。

できればこうした報酬は少なければ少ないほどいい。

「包括外部監査人」(平成9年の地方自治法の改正で導入された制度。平成11年度から都道府県、政令指定都市、中核市で義務づけた）のときもそうだった。政府からお金をたくさんもらったら、いくら第三者機関と言っても、その人たちは役人の顔の方ばかり向いてしまう。

ちなみに私は、総務省からは13年間、1日当たり7000円の日当しか貰っていない。だから市長に「あなたは辞めるべきだ」と言えるのだ。一度に200万、300万円ももらったら、役人の言いなりだ。

公認会計士ならそんなに頂かなくても、そこでのいろいろなノウハウを得たり、人脈ができるメリットが十分あるから人は集まる。そう菅氏と大田氏には言ったが、それは意見が一致しなかった。

菅氏が偉いと思うのは、有言実行のところにある。公立病院改革懇談会を本気で立ちあげて、改革ガイドラインを作った。

その後、菅氏とは野党暮らしの浪人中に2回ほどお会いしたことがあった。

菅氏は高校を卒業すると東京に出てきて、働きながら法政大学の夜学を出られた苦労人だ。だから私は意気投合することができた。

今や総理大臣となられた菅氏。官房長官になられて以降はお忙しいのでお会いしたことはない。

いずれにしても公立病院改革は待ったなしの状況である。

公立病院に対して大きな改革が行われるようになったのは、菅氏が公立病院改革の仕事で私を登用してくれて、２年間、その下で仕事をさせてもらったことが大きい。

成功の件数は少ないが、公立病院改革のモデルになりつつあると実感している。

第2章

私の医療改革の原点

武弘道先生との出会い

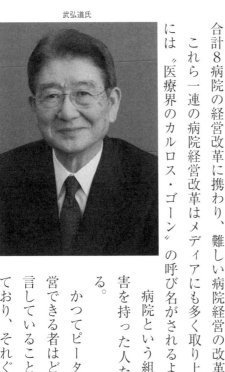

病院経営改革の旗手だった故・武弘道先生は1993年に鹿児島市立病院の病院事業管理者兼院長になって以来、15年間の間に鹿児島市、埼玉県、川崎市の3自治体の合計8病院の経営改革に携わり、難しい病院経営の改革を成し遂げた。

これら一連の病院経営改革はメディアにも多く取り上げられるようになり、武先生には〝医療界のカルロス・ゴーン〟の呼び名がされるようになった。

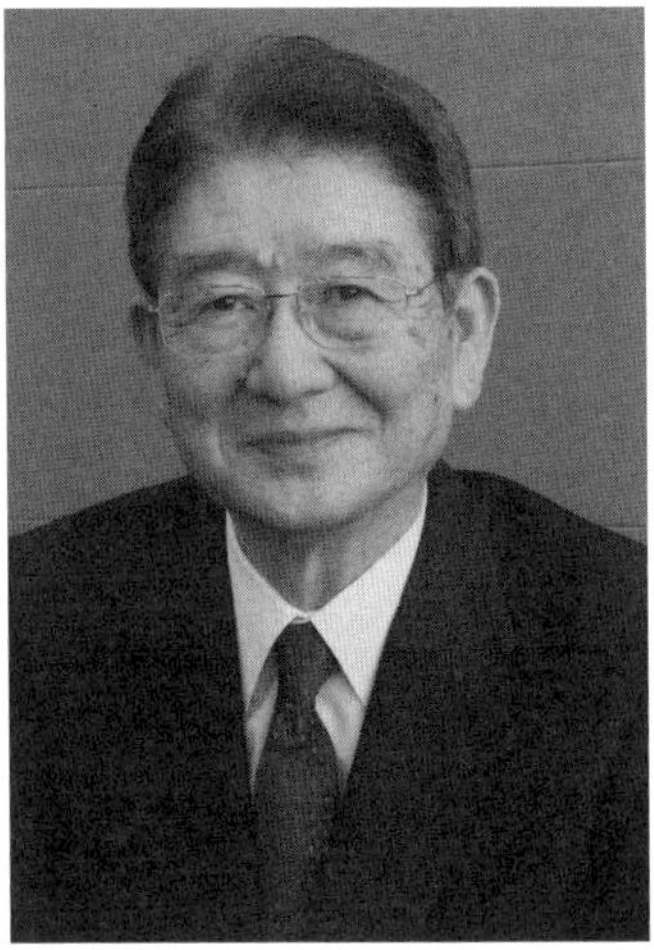
武弘道氏

病院という組織は複雑で、しかも様々な利害を持った人たちがその職場に集まっている。

かつてピーター・ドラッカーが「病院を経営できる者はどんな会社も経営できる」と発言していることは、武先生の本にも引用されており、それぐらい病院を経営することは難しいことを言い表している。

そんな武先生と私が知り合うことになったきっかけについて、まず触れたい。

私は1999年（平成11年）3月からスタートした埼玉県立病院改革推進委員会の委員の一人に就くことになった。

当時、この委員会の座長には、埼玉県の女性副知事だった齋賀富美子さんが就いていた。

齋賀さんは、その後、国際刑事裁判所で初の日本人裁判官も務められた人だが、残念なことにその後、亡くなられた。

この委員会の発足によって、埼玉県立病院の改革が本格的に始まった。武弘道さんを埼玉にお呼びするきっかけとなったものだ。

この改革がいかに成功したかは、武先生の本（『病院経営は人なり』〈財界研究所刊〉）に詳しい。この本は是非、ご一読をお勧めする。

この改革委員会の委員になる前に、私は総務省の「地方公営企業経営アドバイザー」というものに1995年から就いていた。06年までこの地方公営企業経営アドバイザーを続けた。

総務省にこのアドバイザー制度が設けられたのは、1995年のことだった。従って、これが即ち、武先生と知り合うきっかけとなる発端、ということになろう。

当時、地方自治法が改正され、公認会計士を「包括外部監査人」とすることが法律で決められた。当時、地方自治体の監査委員が空洞化していることが問題となり、自治体の監査にはちゃんと公認会計士を雇用してしっかりした監査を行おう、ということになったのだ。

脱線するが、石原慎太郎・東京都知事（当時）などは盛んに、監査委員や監査人が公認会計士になったのはよかった、と言っていた。

包括外部監査人制度ができたとき、私は日本公認会計士協会でその制度普及のための委員をやっていた。そうした流れで、地方公営企業の経営アドバイザー制度がスタートしたときに、アドバイザーになった。

それを受けて、私は当時、自治体病院では大物だった全国自治体病院協議会会長の諸橋芳夫さんのところへ行くことにした。それは会計士協会としての営業目的でもあったのだが、「会計士たちが（病院経営に関する）勉強会をしたがっているので、勉強会を開きたいのです」という相談のためだった。

日本公認会計士協会の会長からは「では、これが営業費用です。これでやって下さい」と言われ、勉強会を開くための資金として50万円の資金提供を受けることになった。

その上、では講師は誰がいいか、と諸橋さんに相談すると、「これはいいことだから講師も紹介しましょう」ということになり、そこで一番最初に紹介されたのが武弘道先生だったのだ。

総務省とのパイプ

武先生に公認会計士協会で行った勉強会の講師になってもらったあと、この勉強会では、その後に全国自治体病院協議会の会長になられた、当時、全国自治体病院協議会の常務理事だった小山田《こやまだ》恵《けい》さんという、私がその後6年間仕えることになる方にも講師になっていただいたりした。

そこから私は、公認会計士として、病院の経営改革ビジネスに携わっていくようになった。

総務省で地方公営企業経営アドバイザーの制度が始まったあたりの経緯を振り返る

と、当時、私は税務の専門誌に登場する機会が多くなり、その中で『納税通信』という税務の専門誌からの依頼で、自治省（現総務省）の事務次官をやられた松本英昭さんとの対談を3回にわたって行ったことがあった。

これが総務省に人脈ができるきっかけだった。

普通、事務次官など官僚の大物との対談ならば、協会長クラスの人との対談になるはずだが、当時の公認会計士協会の会長が私を評価してくれていて、一介の公認会計士である私と事務次官との対談が実現した。

そうこうしているうちに総務省から地方公営企業経営アドバイザー制度をつくるということになり、第一号のアドバイザーに私が選ばれて、長く私一人がアドバイザーの時期が続くことになった。

これには予算の関係もあったのだと思う。

私は結局、総務省地方公営企業経営アドバイザー制度の第一号のアドバイザーを13年間勤めてから辞任した。

総務省の地方公営企業経営アドバイザー制度は、この制度ができて最初のうちの4、5年ぐらいはその存在をオープンにしていなかったので、一般にはあまり知られていないものだった。

埼玉県立5病院は2000年代の半ば頃まで、毎年140億円近い赤字を垂れ流していた。知事の土屋義彦氏も2003年に辞任された。この赤字を何とかしなくてはならないので、外部の人を集め、副知事の齋賀富美子氏を委員長にして県立病院改革推進委員会が作られたのは前述の通りだ。

この改革推進委員会の委員の中には、社会保障審議会の会長であった大森彌《わたる》（東京大学名誉教授）さんもいた。社会保障審議会の会長職というのは、社会保障関係では一番権威がある人が就任することが慣例になっているところだった。

そういう委員に関して、埼玉県の担当者の人たちが、外部の委員で誰がいいかを選任するとき、私は河北総合病院理事長の河北博文さんらと一緒に候補者としてノミネートされたのだ。

医療改革に携わる原点・姉の思い出

自由民主党参院幹事長、参議院議長を務め、埼玉県知事となった土屋義彦氏は、実は郷里（静岡県・下田市）での私の先輩に当たる人だった。下田北高校（現・県立下田高校）で、私は土屋氏の後輩だったのだ。しかし、当時、私は、土屋氏からは嫌われていたようである。

この土屋氏は、大正製薬名誉会長の上原昭二氏の実兄に当たる。ちなみに大正製薬現会長の上原明氏は、住友銀行元頭取の堀田庄三氏（故人）の二男に当たり、私とは同い年だ。

その昔、私の姉は上原家で住み込みのお手伝いとして働いていた縁があった。その姉は、私が学生の頃、敗血症で若くして亡くなった。歯を治療した予後が悪く、敗血症にかかってしまったのだ。敗血症は非常に危険な疾病だが、それだけで必ず命を落とさなければならない病気ではなかった。良い医療を受けられなかったからだ。

良い医療を受けられるか受けられないかで、生死が分けられてしまう。

そのことに強い疑問と憤りを感じた。

これが私が生涯をかけて、よりよい医療のための改革の仕事に携わる大きなきっかけになった出来事だ。

土屋氏に嫌われたある出来事

埼玉県が改革推進委員会の委員として私を雇うかどうかを検討していたとき、土屋知事がある県職員に向かって「こいつは生意気だ。知っている奴だぞ」などと言って、たいそう機嫌がよくなかった。これで県は、私を採用する判断をするのにたいへん困っていたそうだ。

県立病院の改革をやらせるのに、河北さんと私、どちらを選ぶか、ということになり、結局、埼玉県の秘書課長が私のところにやってきて「知事は長さんのことを『知っている』と機嫌が悪い表情でおっしゃるのですが、これはどういう意味なんでしょうか？」と尋ねてきた。

私は、土屋氏が参議院議長、自民党参議院幹事長になる前からいろいろ選挙のお手伝いをしていたので知っています、と答えた。

以下に、土屋氏と私が仲違いする原因となった件について明かす。

あるとき、私は土屋氏の秘書の就職の斡旋をしたことがあり、そのとき土屋氏からひどく怒られたことがあった。

この件はもともと、土屋氏の奥さんから頼まれてやったことだった。

その件について土屋氏に呼び出され、自民党の幹事長室へ行くと、土屋氏は後ろ向きのまま「お前がうちの秘書の就職斡旋をするんだって？ できるものならしてみればいいじゃないか」と怒鳴られた。

私は、先輩の奥様から頼まれたので、その義理で病院の事務長職に就職を斡旋したのだが、いくら先輩とはいえ、そういう態度で怒鳴られたので、もうこの人とは二度と付き合いたくない、とそのとき思った。

それからは、土屋氏が参議院議長になり、埼玉県知事になっても、その間は選挙運動を一切、応援しなかった。音信不通の期間が長く続いたのだ。

だから私は、土屋氏からはずっと、嫌われていると思っていた。

土屋氏が埼玉県知事として三期目に入り、県立病院改革に本格的に取り組むことになった。

民間から委員を採用することになり、しかし県ではこのような事情で委員の採用に困っていた。ノミネートされた東京大学の教養学部長は、当然、すんなり決まった。私の採用については県の役人が判断に困った。県からは職員が来て、前述のような話をする。だから私は、「じゃあ知事に電話してみます」と言って、知事室に電話をした。そうすると土屋氏本人が電話に出た。

土屋氏は意外な人物から久しぶりの電話がかかって来たからだろう、ぶっきらぼうに「何だ?」とおっしゃった。

私は「委員にノミネートされたそうなので、お電話いたしました」と話すと「わかった」と言っただけで、がちゃんと電話を切られた。

そうしたら私は委員に選ばれていた。

埼玉県立病院の改革トップだった齋賀さんのこと

埼玉県の県立病院改革推進委員会では、県立病院改革について答申を出してから後、土屋氏は私のことをたいへん評価するようになっていった。

委員会での議論は毎日のように行われた。

この県立病院改革を推進するトップは、形式上は齋賀副知事（当時、故人）だった。齋賀副知事は、皇后陛下 雅子様のお父様との関係で、外務省から来られた人だった。

後年、「長先生との病院改革の仕事が一番面白かったわ」と言われたことが思い出深い。たいへん愉快な方で、ゴルフも一緒にやったりしたことが懐かしい。齋賀さんはその後、米国シアトル総領事となり、ノルウェー全権大使にもなられたりして、最後は国連で日本人初の女性裁判官をやられて亡くなられた。

まだまだこれから活躍できる年齢だったのにたいへん残念だ。

土屋知事が武先生獲得のために鹿児島に乗り込む

私は土屋氏から、病院改革が成功したら次は浦和競馬の改革をやってくれ、と言われた。

公立病院と同様に地方競馬は、当時からどこも大赤字経営で苦しんでいた。

それで浦和競馬の改革をやることになった。私は馬券も買ったこともないのですが、と返事をしたら、病院改革はうまくいったじゃないか、と土屋氏から言われた。

その頃までには私は、武弘道先生と親しくなっていたので、土屋氏に武先生を紹介してあげた。

それで土屋氏は鹿児島市長に電話をして、当時、鹿児島市立病院長だった武先生をいただきたい、と言って引き抜くことになった。

鹿児島市民病院は当時、日本一の病院という評判だったから、鹿児島市長もそう簡単には武先生を引き渡せない。だから、土屋氏は、「じゃあ俺が直接もらいに行く。俺は知事会の会長だからな」と言って、鹿児島にまで赴くことになった。片や、鹿児島市長は当時、市長会の会長だった。

結局、武氏は埼玉に来てくれることになった。

このことについては、「長さん、うちの主人を誘惑しないで下さい」と言って、武先生の奥さんからは怒られた。しかし武先生は東京に出てくることになった。

これは土屋氏や私の説得だけではなくて、武先生自身が病院団体の会長職ということも念頭にあったからだったのではないかと思う。

浦和競馬は県のワクを越えて統合

浦和競馬の改革では、私は改革委員会の委員長になった。暴走防止役の副委員長は大森彌さんだった。防止役どころか、私より激しかった。

土屋知事は「都知事の石原慎太郎は青嵐会で一緒だった仲間だから、俺から話す。長君、どうやればいいのか？」とおっしゃった。それで私は「大井競馬と統合することが一番です」と答えたのだ。改革の詳細に渡ると長くなるので若干触れるに留めるが、まず大井競馬と統合して、浦和では馬を走らせないようにすれば浦和の経営は黒字になる、と申し上げた。馬券だけを売っていれば、絶対、赤字にはならない。寺銭だけが入るのだから、それは当然である。この統合がうまくいって改革は成功した。要するに、最も負担が大きい競馬場の設備投資がなくなったから経営改善できた。それで馬を走らせる部分は、大井競馬に集約した。そのことで大井競馬の経営もかなりよくなったのだ。

私は競馬場の勉強をするために、いろいろなところに見学しに世界を回った。パリにも行ったし、香港などにも行った。そして現地のジョッキー・クラブに顔を出したりした。それで感じたのは、競馬は馬主など、金持ちのやる〝仕事〟だということだった。

一方で、競馬を見るのは一般大衆だから、馬券についてはコンビニエンスストアなどで売るのがいいのではないか、と考えた。

そんなことを含めて、改革案を提案して、浦和競馬を黒字にすることができた。

浦和競馬は、それまでは労使がたいへんな〝戦争〟をしていたところだった。

競馬の世界は、ご存知のように、たいへんな〝戦争〟の歴史がある。戦後、公営ギャンブルとして成立する過程で、広域暴力団による利権も絡んだ〝戦争〟が繰り広げられたことは、ご存知の方も多いだろう。

浦和競馬の改革委員長の仕事に関しては、私はまったくの素人だったが、そもそも私はこの改革では、「労働組合とはけんかをしない」ということを決めていた。なぜなら、公立病院での改革での経験があったからだ。

労使協調が改革成功の要

いろいろな相手と〝戦争〟をしてきたけれども、私は労組との決定的な対立には至ったことがなかった。

病院の場合、相手となる労組は自治労、医労連となるが、彼らとは最後は手を取り合ったのだ。なぜなら、病院の経営改革に関しては、とにかく職場を守る、地域を守る、という一点では、労使ともに利害は一致しなくてはならないからだ。

これはたとえ様々な対立があったとしても、絶対に弁護士には頼らない、まずは交渉で解決する、ということを旨にして改革に取り組んできたからでもある。

そういう歴史をつくってきた。

私が手がけてきた改革で唯一、病院経営とは違った業種となったのが浦和競馬の改革だったが、労組の委員長と私は、お互いに腹を割って話し合いを続け、合意点に達することができた。

私は「あなた方の職場は絶対に守る」という答申を出すことを労組側に約束した。ただし、馬券を売るところと払い戻すところの機械化率がその当時、20％程度だったので、これを１００％にして欲しい、というこちらからの要求を労組側には出した。

馬券の売りと払い戻しの場所では、パートの人が、ほかの同様の職種の職場と比較してみても、法外と言えるぐらい、その職とは不釣り合いなほど高額な給料を取っていた。日給で一人、一日1万円が支払われていたのだ。このパート職は全て、なくしたいという要求を行ったのだ。組合側からはこの要求に対して、最後は了解の返事をもらうことができた。

この改革はほぼ、これによって成功できた、と言えるものだった。

母の教え

（この項目は『母の教えⅣ』２０１７年６月財界研究所刊より一部表現を変えて転載したものです）

＜40代で夫を亡くし３人の子どもを女手一つで＞

わたしはいまの静岡県下田市白浜で生まれた。

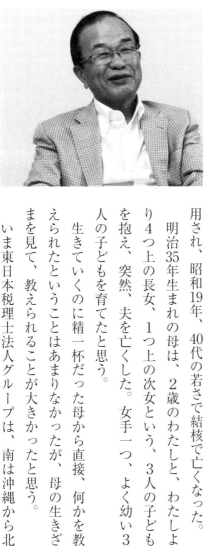

父は下田で『黒船』という雑誌の記者をしていたが、太平洋戦争中、衛生兵として徴用され、昭和19年、40代の若さで結核で亡くなった。

明治35年生まれの母は、２歳のわたしと、わたしより４つ上の長女、１つ上の次女という、３人の子どもを抱え、突然、夫を亡くした。女手一つ、よく幼い３人の子どもを育てたと思う。

生きていくのに精一杯だった母から直接、何かを教えられたということはあまりなかったが、母の生きざまを見て、教えられることが大きかったと思う。

いま東日本税理士法人グループは、南は沖縄から北は北海道まで、全国340以上の病院のお客様がいる。わたしはこの歳になってもいまだに全国各地を駆け回っている。

一昨日は鹿児島、昨日は高知、今日もこれから新潟に出掛ける。これは、母の背中を見て育った影響が大きいと思う。

最近亡くなった上の姉に聞いたことだが、母は生前、「歩きお玉」というあだ名で呼ばれていたそうだ。それぐらい、しょっちゅう、あちこちを歩き回ることが好きな母だった。

父がなくなってからの生活は本当にたいへんで、後から知ったが、母は生活保護を受けていた。親戚は大勢いたが、不思議と人は貧乏になると親戚が離れていくもので、誰も援助してくれなかった。

何しろ収入源がないので、母は、ところてんの原料になるテングサのゴミとりなどの仕事をやったりしていた。一日中座ってする仕事なので、わたしもよく、その場所に連れていかれた記憶がある。

口には出しては言わないが、周りからは意地悪をされたり、嫌な思いをさせられることも毎日のようにあったようだ。そんな母が口癖のように言っていたことがある。

「嫌な思いをすると、必ずいいことがあるよ」と。

これは、わたしへの教えというよりも、自分自身が生きていく上で、必ずそうなると念じていたことなのだと思う。

わたしはこれまで、病院改革に永く関与してきた。地方公共団体や、医療関係者の間では聖域とされた医師会とも物怖じせず闘ってきた。そのために随分、嫌なことを書かれたり言われたりもしてきたが、不思議とそんなことでは全く苦にはならなかった。

痛めつけられれば痛めつけられるほど、いいことがある――。「三つ子の魂百まで」ではないが、幼いときから聞いていた母の言葉の影響が大きいのだと思う。

＜「絶対成績1番にさせる」と教頭先生に奨学金を頼み込む＞

姉たちは中学を出るとすぐに働きに出ていた。

男の子にだけは高校に入れたいと考えた母は、わたしが中学卒業（白浜中学校）を控え、進学校である県立下田北高校を受験させた。しかし合格はしたものの、当時で月800円ぐらいする高校の授業料を払うことができない。

そこで奨学金をもらおうということになった。ところが入学試験の成績が中ぐらいと、それほどよくなかったので、日本育英会の奨学金は出ないことがわかった。

そこで母は、中学校の教頭を務めていた原昇先生のところに行き、「高校を卒業するときには絶対に成績一番にして卒業させるから、是非、日本育英会の奨学金を出して下さい」と頼み込んだ。

原先生は母の熱意にほだされ、日本育英会から奨学金を出すように取りはからってくれた。

わたしは高校に入学できただけで嬉しかったので、お金が無くて修学旅行に行けなくても、高校生活で嫌な思いをすることは何もなかった。

わたしが高校の頃は、母は旅館の住み込みで働いており、わたしは旅館の片隅の部屋で寝泊まりをさせてもらい、食事を分けてもらったりしたこともあった。

高校時代は成績が良かったので、わたしがこの旅館の息子たちの家庭教師になったりもした。

高校を卒業すると大正製薬に入社した。2番目の姉が大正製薬の上原家でお手伝いさんをしていた縁もあった。

その縁で、今度は上原家のオーナーの上原小枝さんから声をかけてもらうようになった。成績が良いので早稲田大学へ行きなさい、とこのおばあちゃんから言われた。昼は働いているので大学に行けないが、早稲田なら夜間の授業がとれるのだ。しかし授業料が払えない。そこで大隈奨学生に申し込んだところこれが通り、卒業まで4年間、授業料なしで勉強をすることができた。

わたしが結婚してからは、母にはわたしが独立してつくった会計士事務所の2階に住んでもらうようにした。

母は毎朝5時頃に起きては、実践倫理宏正会という宗教団体の集まりに出掛けていた。毎日毎朝、休まずに、往復4キロメートルを歩いていた。

母の特技は、いろいろな人とすぐに仲良くなってしまうこと。だからこの集まりなどで大勢の人と知り合いになっていた。

知り合いになった警察官や消防署員などがよく、母を訪ねてくれていた。

会計士事務所にはお客様からの贈答品がよく届く。母はそれを全部持っていってしまっては、訪ねてくる人たちにあげていた。

＜貧乏であっても常に堂々としていた母＞

母は平成元年に85歳で亡くなったが、凄かったのはその弔問客の多さ。もちろんわたしのお客様などではない。わたしが全く知らない人たちばかりで、わたしの知らない間に、いつの間にかに知り合いになっていた人たちだ。母はそういう幅広い人たちとの付き合いが好きな人だった。

そういう姿を見て、付き合いでは人を選ばない、ということをわたしは教えられたような気がする。

わたしは全国様々な病院改革に立ち会ったことで、ときにいろいろな人と激しくやりあうこともあったが、実は結構、その後はそういう相手の人とは仲良くなっているのだ。それも、母の後ろ姿を見ていたからではないかと、後から思うとそう感じている。

母は肝ガンで亡くなったが、入院するときは病院へ行くのをとても嫌がり、柱にしがみついて抵抗した。

わたしはそんなダダをこねられても困るよと言って、抱きかかえて迎えのタクシーで病院へ連れていった。驚いたのは、そのときに抱きかかえた母の体重のあまりの軽さだった。

最後まで母は痛いとか苦しいということを言わない人だった。

母が一番つらかったのは、たぶん、自分の娘（わたしの二番目の姉）が23歳の若さで亡くなったことだったと思う。

姉が亡くなった東京女子医大病院の地下で、お通夜を行った。しかしお金がなかったので、葬式はしてあげられなかった。そのときも母は泣くことはなかった。

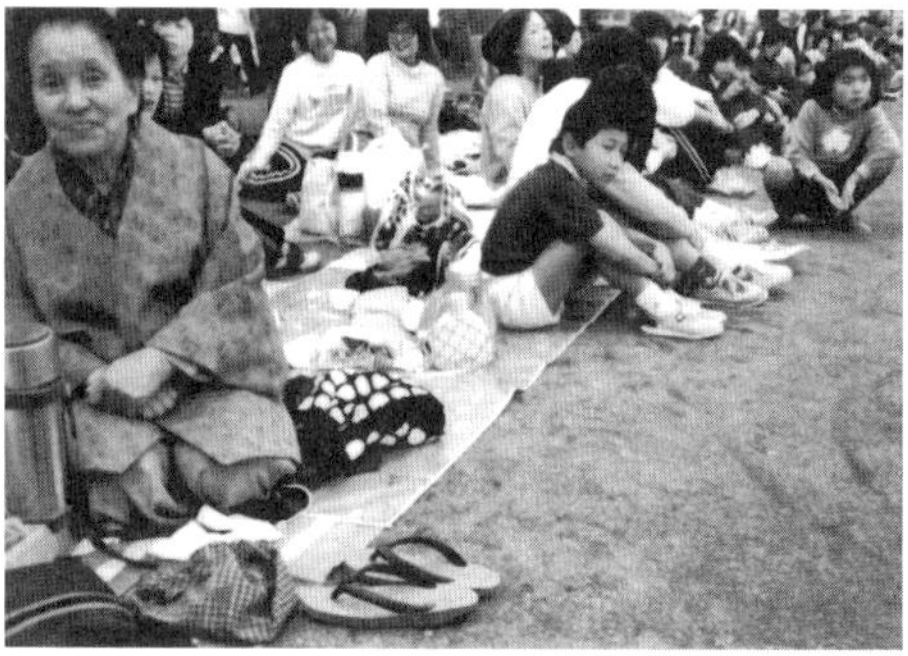
孫（筆者の息子）の運動会にて

母は貧乏のために自分の子どもにお弁当を持たせたり、修学旅行に行かせたりすることができないことがいちばん、つらかっただろう、といま考えると思う。
でも母は、貧乏であることで卑屈になることは全くなかった。母はどんなときでも、いつも堂々としていた。だから不思議とわたしは、貧しいことをつらいと思うことは一度もなかった。貧しいときこそチャンスだ、とさえ思うようになった。
それもこれも皆、母の後ろ姿を見てきたことが大きく影響しているのだと思う。

第3章

地域医療崩壊を食い止める様々な戦い

森・元総理が「全国のモデルケース」と挨拶

富山県にある金沢医科大学氷見市民病院は、もともとは市内で唯一の公立病院だったところだ。これが長年に渡って周辺病院への患者流失と、医師・看護師不足などによって年々、経営が悪化し、市の財政では持ちこたえられなくなっていたため、石川県にある私立医科大学である金沢医科大学を「指定管理者」として再生された病院である。

この病院の経営改革に私は深く関わることになった。

前章で労使協調が病院経営改革を成功させるための要になった、と書いたあとに、こういうのも変なのだが、ずっといろいろな病院経営改革を経験してきた中では、労働組合とかつてない激しい戦いとなった例も少なからずあった。

この氷見市民病院の改革は、その最たる例の一つであった。

実は、金沢医科大学の顧問には森喜朗・元内閣総理大臣が就いていて、2011年8月20日に新病院の完成を記念した祝賀会を行った際には、祝辞を述べていただいた。祝賀会では私も挨拶をしたが、森氏は祝辞挨拶の中で「金沢医科大学氷見市民病院の改革と経営手法は自治体病院のモデルケースとして全国から注目されている。真心にあふれ、安心して受診できる病院を築いてほしい」という言葉を述べてお祝いしてくれた。このときは本当に苦労のしがいがあったと思いうれしかった。

この祝賀会には自民党の代議士がほかにも何人か来られ、「国会でこのケースを取り上げるべき」とまで言ってくれたことも私を感激させた。

氷見市民病院の改革の取り組みは、『金沢医科大学氷見市民病院の挑戦「地域医療」が元気になった！』という冊子として最近、金沢医科大学から出版された。その発売元となった北國新聞社会長とは私と早稲田大学の同期だ。

この冊子には氷見市民病院が「公設民営」となり、税金投入なしで立派に再建された苦難の歴史が記してある。

「公設公営」を「公設民営」へ

富山県の西の端になる氷見市民病院は、氷見郡厚生病院を前身とし1961年（昭和36年）に市内唯一の公立病院として開設された病院だ。

66年には氷見市幸町に病床数200床の新病院を設け、82年には許可病床数が368床となる。84年に第2病棟、中央棟、リハビリ棟が完成、市の中核医療機関としての役割を担ってきた。

氷見市は当時から人口が約6万人と少なく、隣接する高岡市などに足を運ぶ市民が多いこともあって、病院の収入は伸び悩んでいた。一方で、人件費は高騰し、高度医療機器の導入や不採算診療科設置などのコスト要因がどんどん負担となっていった。

氷見市民病院で、年間、約1億円を超える資金不足が表面化したのは1990年のことだ。翌91年には4億円、94年には7億円にまで資金不足が拡大していった。

95年度にはついに、経営健全化5カ年計画を国に提出して、赤字経営の解消に取り組んだ。しかし計画最終年の99年度末の累積債務は3億円超となり、健全化はできなかった。しかも2000年度になると累積債務は7億円超とさらに拡大。経営状態がいっこうに改善されていないことが浮かび上がった。

市は再び、01年度から5カ年の経営健全化計画を策定した。

しかし、この間、国の度重なる医療費抑制政策や、04年度から導入された新臨床研修制度等などの影響から、05年度以降は今度は医業収入が大幅に減少し始め、累積欠損金は05年度末にはとうとう、30億円を突破した。

また、マンパワー不足がこれに追い打ちをかけ、さらに施設の老朽化による競争力の低下も著しくなっていった。

市は新病院の建設を検討をしていたが、それどころの状況ではなかった。

国は「三位一体改革」によって地方交付税を減額、一般財源総額も減額となり、地方自治体が赤字の病院事業へ補填する余裕はどんどんなくなっていく状況にあった。

病院経営の抜本的改革が行われない限り、病院事業へ補填を続けなくてはならない市の財政も破綻しかねない状況に追い込まれていった。

この状況を打開するために、堂故茂・氷見市長は、抜本的な病院経営改革の断行を決断した。

2007年4月、市長は氷見市民病院経営改革委員会を設置。その委員長として私に白羽の矢が立った。委員は全部で9人。市側から4人、病院運営に経験を持つ有識者・医療専門家5人という構成だ。

私に白羽の矢が立ったのは、北海道の夕張市立総合病院などでの再建・民営化の手腕が評価されてのことだった。

委員会のメンバーは以下のような面々だ。

氷見市民病院経営改革委員会メンバー
委員長　長　隆（東日本税理士法人代表社員）
委員　長松宜哉（社会医療法人関愛会理事長）
〃　佐野利昭（(社)全国社会保険協会前常務理事）

〃　　中村彰吾（聖路加国際病院事業管理部長）
〃　　樋口幸一（総務省地方公営企業アドバイザー）
〃　　前田利寛（氷見市民病院経営改善検討市民委員会委員長）
〃　　梶　義明（氷見市民病院経営改善検討市民委員会委員）
市側委員　中田清信（氷見市副市長）
〃　　加藤弘巳（氷見市民病院事業管理者・病院長）

経営改革委員会では3回に亘る討議を経て、この年、07年5月末には2カ月という短期間で答申を出すに至った。

答申のポイントは、現状の「公設公営」では継続が不可能であるということと、そのためには2008年4月を目途に氷見市民病院は「指定管理者」制度を導入して、民間のノウハウを取り入れた効率的な経営形態とすること、これと併せて老朽化が著しい病棟に代わる新しい病院を建設する準備に速やかに取りかかること、というものだった。

要するに、「公設民営」に移行するのと併せて新設病院を作れ、ということだ。

これを具体的に進めるにあたっては、氷見市の対応も迅速だった。

市は、病院管理職員や本庁職員などへの説明会や、市民病院経営改善検討市民委員会・市民病院建設予定地選定委員会の設置、行政改革推進市民懇話会の開催などを矢継ぎ早に実施。07年7月には、氷見市民病院の指定管理者制度による公設民営化の方針を発表するとともに、市職員労組に対して、公設民営への移行と労使間の事前協議制の解約を通告した。

同年9月から10月にかけて、氷見市民病院の指定管理者の公募が行われた。これに応募してきたのは金沢医科大学のみであった。審査と審議の結果、金沢医科大学が08年から27年までの20年間、氷見市民病院の指定管理者となることが決定した。

金沢医科大学では、近隣にある富山大学や金沢大学との連携体制の構築を目指していたことも、この決定を左右した。

ちなみに、大学が自治体病院の指定管理者となるケースは、川崎市立多摩病院の聖マリアンナ医科大学に次いで2例目であった。

ただ、川崎の場合は、人口増加が見込まれる地域に新しくできた病院だった。氷見

老朽化による施設面の弊害が目立ち、増改築が課題となっていた旧病院＝氷見市幸町

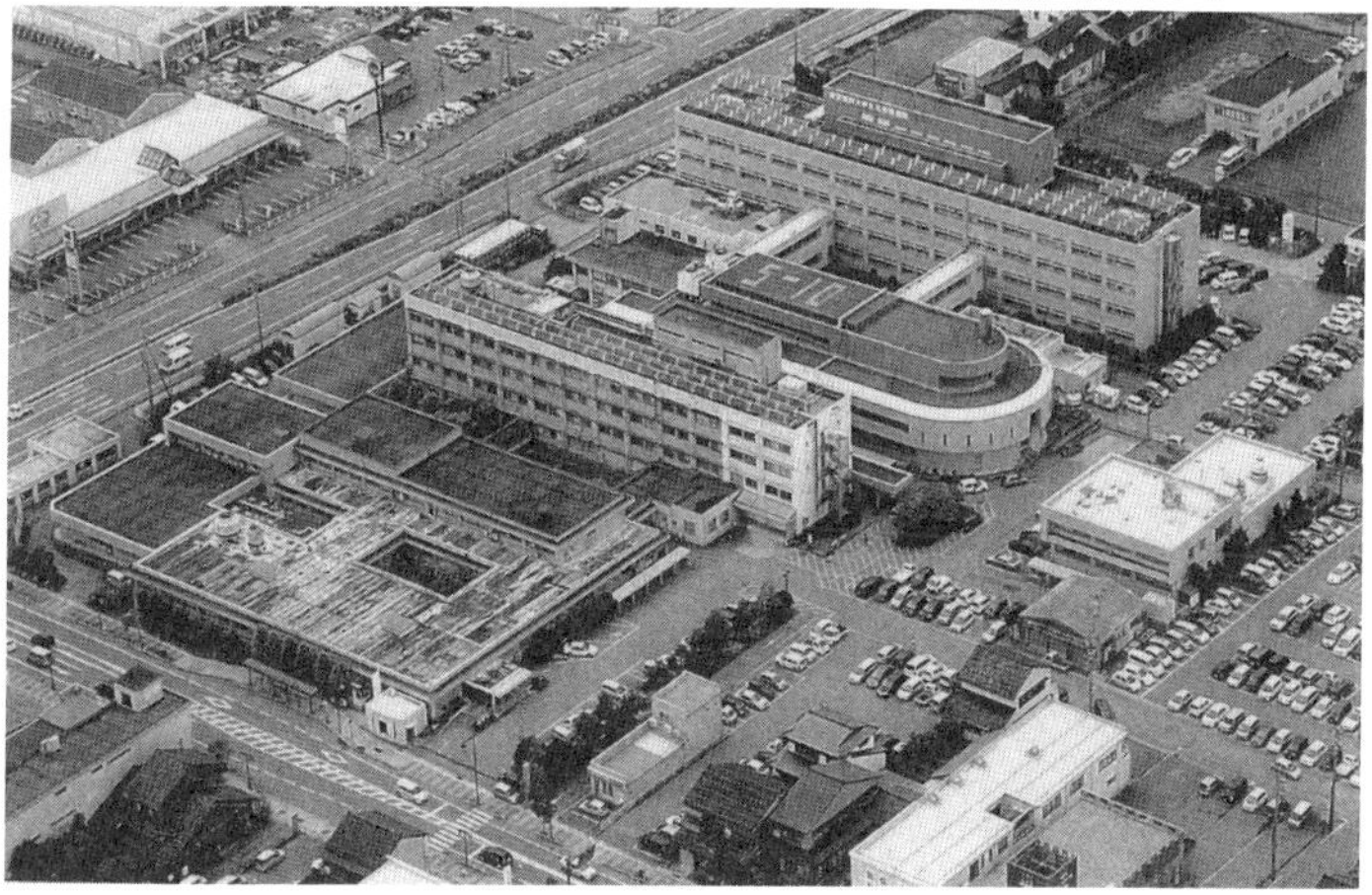

2011年5月31日に竣工した金沢医科大学氷見市民病院の新病院＝氷見市鞍川

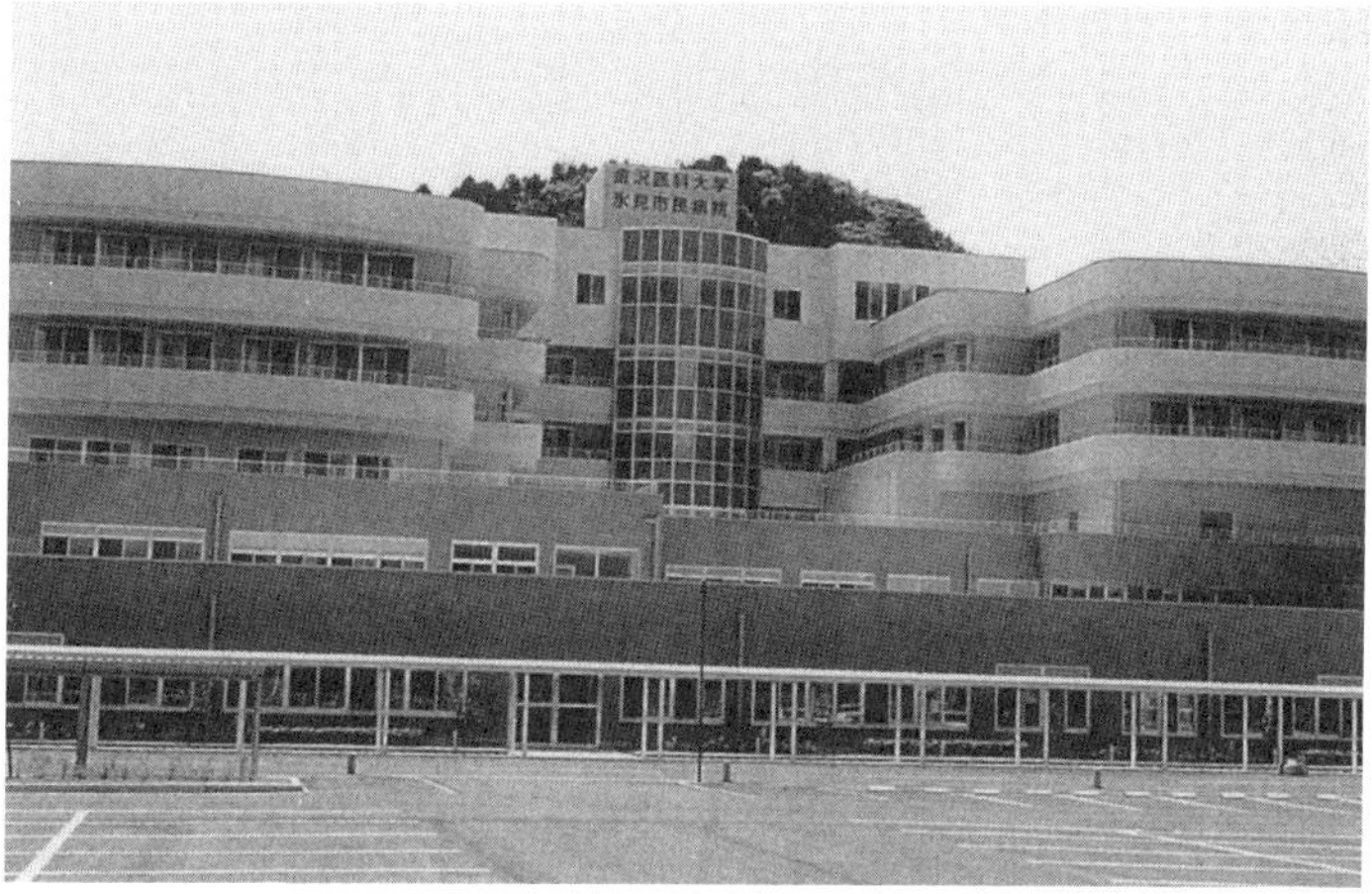

市の場合は、医師不足で経営難に陥っている病院の再生、というケースであり、川崎市の例とは大きく事情が違っていた。

氷見市民病院の再生は、地域の複数の大学が関与するという点からも自治体病院再生の一つの試金石として全国から大きく注目されるものであった。

「指定管理者」制度とは?

ここで、一般の人にはあまり馴染みのない「指定管理者」制度について解説しておこう。

公立病院など公の施設の管理は、それ以前は地公共団体やその外郭団体が行うことに限られていた。

2003年(平成15年)に地方自治法の一部改正が公布・施行され、その管理を民間の事業者でも行えるようになった。

これによって、民間では当たり前のコスト管理意識や競争原理を導入して、サービスの質的向上を図り、サービスを受ける側の利便性を向上させるとともに、経営母体である地方自治体の財政負担の軽減を同時に図る、という狙いである。

これは自民党の小泉内閣時代に進展した、民間活力の導入を図る政策の一つ、と捉えることができる制度だ。

ただし、この実施に当たっては、条例で指定の手続き、管理の基準、業務の範囲などを定めることが必要であり、また指定管理者の指定についても当該自治体の議会の決議が必要になる。

この制度の導入により、指定管理者による病院経営の総合的な管理・運営が可能になった。ただし現実には、どこが指定管理者になるかによって、その後の経営の質が大きく左右されることも留意しなければならない。

公立病院改革ガイドライン

総務省は効率的な病院経営に向けて自治体病院の経営改革を進めるために、病院経営に詳しい有識者の意見集約を行うことを決め、2007年（平成19年）7月から11月にかけて「公立病院改革懇談会」を招集した。5月15日菅義偉・総務相の経済財政諮問会議の発議が端緒であった（懇談会の設立経緯については、第2章を参照）。

この懇談会は、菅総務相が指名して、座長として白羽の矢が立ったのが私だった。

構成員は私を入れて合計で8人。相澤孝夫・医療法人慈泉会相澤病院理事長、今岡輝夫・島根県地域振興部次長、島崎健治・政策研究大学院大学教授、武弘道・川崎市病院事業管理者、和田頼知・監査法人トーマツ公認会計士の5人と、オブザーバーとして厚生労働省医政局総務課長、同指導課長が加わった。

この懇談会での検討結果を踏まえて、同年12月に「公立病院改革ガイドライン」が策定された。

このガイドラインでは、病院事業を設置している全国の地方公共団体に対して、08年（平成20年）度内に「公立病院改革プラン」を選定して、経営改革に取り組むように要請をしたものだ。

具体的には、「病床利用率」が過去3年連続して70％を割る病院は、病床数等の抜本的な見直しのほか、病院の再編・ネットワーク化や経営形態の見直しを求めるものだった。

さらに経営形態の見直しでは、地方公営企業法の一部適用から「全部適用」への移行、地方独立行政法人化（独法化）、「指定管理者」制度の導入、民間譲渡――などの選択肢を提示し、そのほかに診療所化や老健施設化等を含めた幅広い見直しを求めていることに加えて、経営形態の見直しでは「5年程度を標準」と明示して、この改革の取り組みは時間との戦いでもあることを地方公共団体に対して改めて確認させるものとなった。

このガイドラインが策定されたのは、2007年の通常国会で成立した「地方公共団体の財政の健全化に関する法律」の施行を受けて、地方公共団体が経営する病院事業が、事業単体として、また当該地方公共団体の財政運営の観点から、一層の健全性が求められることになったからだった。

要は、地方公共団体の財政が逼迫している折り、自ら経営の効率化を進められない自治体病院はただちに民間譲渡を含めて経営形態の見直しを図れ、ということを促すガイドラインである。

改めて自治体病院の設置・運営形態を整理すると、民間譲渡以外で存続していく自治体病院は、以下に6つの経営形態に分類できることになる。

①地方公営企業法一部（財務規定）適用

②地方公営企業法全部適用……「病院事業管理者」を設置
③指定管理者制度（代行制）……診療報酬を地方公共団体が収受
④指定管理者制度（利用料金制）……診療報酬を指定管理者が直接収受
⑤特定地方独立行政法人（公務員型）……役員・職員の身分が公務員
⑥一般地方独立行政法人（非公務員型）

氷見市職員労組が一貫して反対

氷見市民病院の「公設民営化」に対しては、氷見市の職員労組はその検討段階から反対姿勢を示していた。

最初に氷見市が、氷見市民病院の公設民営への移行と労使間の事前協議制の解約を通告した際には、労組は当然のごとく反発した。以来、労組側は、上部団体組織と一体となっての公設民営化反対運動を様々な場で展開していった。労組側は今日に至るまでその反対姿勢を基本的に変えてはいない。

一般的に労働組合が公立病院の民営化に反対する理由は単純である。

公立病院が民営に移行すれば、看護師を始めとする病院職員が公務員の身分を失ってしまうからだ。

地方自治体の財政が逼迫し、地域の医療を担うべき病院の経営が崩壊するかしないかという瀬戸際の厳しい時期に、自分たちの身分だけは何としても死守して明け渡そうとしない頑なな姿勢はたいへん身勝手なものに映るだろう。

こうした姿勢はいずれ世間に通用しなくなる。労組活動全般への共感が年々、一般市民から失われていっているのは、こうした頑迷な体質が影響しているのではないか。そのことをよく認識するべきだ。

その年の10月になると、労組側は、連合富山から氷見市に対して、雇用や労働条件について十分な協議を労使が行うことを求める申し入れを行ってきた。自治労県本部からも、職員の身分、雇用、労働条件の交渉は組合側が一括して窓口となることを告げ、病院職員側と個別交渉をしないようにと申し入れてきた。

しかし市は、職員がいったん退職し、金沢医科大学が再雇用をする方針を絶対に譲らなかった。

なぜなら、身分が公務員のままでは、昇格には関係なく昇給が保障される公務員に特有の「わたり」という慣例を払拭することができず、そうでなくても民間病院と比べて高い公立病院の人件費を抑制することが実現できないからだ。しかもそれだけでなく、それでは病院内で2種類の給与体系を許すことになってしまう。

氷見市と金沢医科大学は、市の職員労組に対して「大学職員として再雇用」を提案していた。

給料は国家公務員並みに下がるが、市が2年間、従来の月給と期末手当を維持する現給を保障することに加えて、3年目から5年間は給料が下がる差額の25～75％を保障するという激変緩和措置まで用意して、さらに退職金も支払うという条件を示していた。

それでも労組側は、自分たちの公務員身分が維持できなくなることは受け入れられないとして、これに応じなかった。

そうした中で、08年4月に「金沢医科大氷見市民病院」として新たなスタートを切る新病院職員の職員募集が、同年1月の募集締め切りスケジュールで行われることになった。

ところがこの募集を締め切ってみると、07年7月時点では労組に加入している職員数が約230人もいたのに、応募してきたのは非組合員の管理職や嘱託、パート職員など約60人に過ぎなかった。

氷見市は再度、堂故市長名で再雇用に応じるように呼びかける文書を職員に送付した。このままいけば、たとえ一般公募を募ったところでとても4月からの開院には間に合わなくなるからだ。

不測の事態に備えて、市は入院患者を他病院に振り分け、外来診療のみでの開院の検討も始めた。

この検討の決定は、労組側を逆に焦らせた。

新病院としてのスタートが、診療所からのスタートに変更せざるを得なくなれば、組合員の雇用を守れなくなるのは間違いないからだ。自治労県本部は一転して募集に応じることを表明して、ようやくこのドタバタに終止符が打たれたかに見えた。しかし、公設民営に反対する職員との争いは、その後も訴訟の形で長々と続くことになった。

労組対策の弁護士任せは失敗だった

労組側は、会員向けの広報誌や、はたまた高速道路のインターチェンジ出口付近での立て看板などを使って、盛んに病院経営側への攻撃をし続けた。

新病院への職員募集には応じたが、公設民営化そのものに対しては、徹底して反対の姿勢を崩していなかったからだ。

新病院のCEOと院長は困り果て、労使交渉の窓口の一切は、顧問弁護士に任せることにした。そうした方が、交渉をスムーズに進められて、新しい病院づくりに全力を注いでいけると判断したからだった。

いわば法律のプロにこの問題を任せたわけだが、このことは問題をかえって複雑にしてしまったのではないか、と個人的には考えている。

労組が方針を変えて、新病院の募集に職員が応じたからといっても、新病院は全員を採用したわけではなかった。職員の採否の判断は、言わば経営側の裁量権の範疇にある。このときにどういう判断で採用が行われたのかはわからないが、応募した職員のうち7人が不採用となっていた。

病院の開院から1年が経過した2009年6月、不採用となった7人のうち、薬剤師と看護師の2人が「組合活動を理由に職員採用を拒否されたのは不当」として、氷見市と金沢医科大学を相手に、地位確保や損害賠償を求めて富山地方裁判所に提訴した。

この2人は、実は労組の書記長、委員長だった。

この訴訟に対して、富山地裁は11年10月の一審で「誰を雇うかは雇用する側が自由に決定できる」としてこの請求を棄却した。

この判断理由は至極、当然の内容だと思う。

原告は控訴せず、この判決は確定している。

じり貧病院の改革に「自信はあるか?」とTVレポーターが質問

もともと氷見市民病院は、富山大学が実質、支配している病院だった。

氷見市民病院の周辺では、車で25分のところに大都市である高岡市があり、高岡にはいい病院がたくさんあった。それで患者離れ・医師離れ・看護師離れが起きていた。これで経営はじり貧の状況になっていた。

氷見市民病院は建物も老朽化して古いままだった。そうした中でこの病院はもう閉めざるを得ないだろうと堂故市長も考え、最後に一縷の望みを託して私に電話をしてきてくれたことが、この改革の発端になった。

だからそのとき、彼の志を是非、応援してあげたいという気持ちになった。

結局のところ、富山大学は、ただ医師の意向に沿うだけで、自分たちが働き易い病院へばかり医師を行かせるようにしていたから、氷見市民病院からはだんだん、医師が行かなくなっていった。そうやっていると氷見市民病院がどんどんじり貧になるのは目に見えていたのにだ。そういったことに対しても自分は義憤を感じた。

この病院が生き残るためには何が最善の方法なのかと必死に考えた。だから、そのときの決意はかなり強いものがあった。

経営改革委員会が「公設民営化」で行くという答申を出したばかりのときに、富山の地方ＴＶ局である「チューリップテレビ」から取材を受けたことがあった。

ＴＶ局のレポーターは「このような答申を出されたけれど、病院を再生できる自信がありますか?」と質問してきた。さらに、「民間から、この病院を経営してくるようなところが本当に出てきますか?」とかなりきつい質問を浴びせられた。

このときのTV放送は録画して今でも残しているが、実は、自分は本当はこの改革に絶対の自信を持っていたわけではなかったのだが、そのときはキッパリと「自信がありますす」と答えたのだった。

本当は自信がないのにそう答えたのは、「ここから氷見市民病院がなくなれば、氷見市は衰退して消えてなくなるほかはない」という堂故市長の悲痛な叫びに対して、何としても応えなくてはならないと思ったからだ。

格好をつけた話だと思われるかも知れないが、何か義侠心のようなものに衝き動かされていた。それが本音のところで、それ以外に、この難しい話を引き受けて何としてもやり遂げようと覚悟をした理由は説明がつかない。

ときに「暗示」が奏功する

病院改革の答申を出したときに、放送局の記者から「病院の再生に自信があるのか」

「そもそも手を挙げるところが出てくるのか」と問われるまでもなく、そもそも指定管理者が出てくることは最初からあてがあって始めたわけではなかった。

なのに「自信がある」「手を挙げるところが必ず出てくる」と公然と啖呵を切ってしまったのだ。

こういう行動は一言で何と言ったらいいか。要するに悪く言えば「暗示」だ。

しかしこうした〝暗示〟は、ときに大事なのだと思う。

ＴＶを通じて、こう断言したことで、「長さんがそう言っているなら、指定管理者が出てくるのかもしれない」という「不安」を、そうなってほしくない人たちに与えたのは間違いなかった。だからそれが、反対の立場の人たちには逆に陽極に働いて、本当にそれが出てきたのではないかと考えている。

当初からはどんなところが指定管理者として手を挙げてくれるのかは全く予想もできなかった。

よもや私立大学が付属病院にしてくれることなどは考えも及ばなかった。

だから、こういう未知への挑戦が改革にはたくさん起こりうるし、それが改革を推進する大きな原動力にもなるのだ。

警察から「ホームの真ん中を歩いて下さい」と言われ……

今や労働組合の存在は、いろいろな改革の「足かせ」になっているのが現実だ。

氷見市民病院の改革がここまで労組側の頑なな姿勢に阻まれた理由は、ここが自治労出身で社民党幹事長である又市征治氏のお膝元だったからでもある。労組地盤の有力国会議員がいる地域が、どんなに凄まじいところなのか。こんな話を紹介しよう。

氷見市民病院改革委員会への委員長の就任が決まった後のあるとき、氷見警察署の刑事課長から東京の仕事場に直々に電話がかかってきたことがあった。

とにかく地下鉄の駅のホームを歩くときは「真ん中を歩いて下さい」と言うのだ。

そんなことを言うためにわざわざ警察の方が電話をしてきて下さったのだ。自分は東京に住んでいて、普段は都内で仕事をしているが、答申も出されていないうちに遙か富山からそんなアドバイスをしてくる理由がわからないではなかった。労組が徹底的に反対している「公設民営化」の方向で、改革委員会が答申を出すことは最初から予想されていたことだからだ。

氷見警察からは警備を出すことはできないけれども、とにかく注意して下さい、というような話なので、私は「注意といったって、どうしたらいいんですか」と答えるしかなかった。このときのやり取りは、今でもはっきり覚えている。

そんなことがあったものだから、こちらとしてはよけいにこの改革には燃えるような闘志を抱くことになったのだ。

最後までぶれなかった堂故市長

改革に失敗したら、やはりこの病院はなくなってしまう。

氷見市はもう財政は崖っぷちの状況だった。

改革の選択肢はそんなに多くなかった。自分ができる改革で生き残ってもらうほかはなかった。それに対して、堂故市長は絶対ぶれなかった。それが一番、大きな支えだった。

だから、こう記すのも僭越なのだが、この改革は堂故市長との二人三脚で実現できたのだと思っている。市長の考えに最後までぶれがなかったから、この改革はここまで成功できたのだ。

労組は、公設民営化でいくのなら看護師は病院に残るな、という指令を組合員に出していた。

看護職員は人手不足で就職先はほかにもいくらでもあるから、そういう戦術が可能だった。看護師がいなければ民間から再生を引き受けてくれるところなど出てくるわけがなかったからだ。

これも今だから明かすことができる話だが、労組のこうした戦術に対して、堂故市長は直筆で看護師たちに「何とか病院に残って下さい」という切々たる内容の手紙を7回も出した、という話を聞いている。

そうした労組の戦術の影響もあるのだろうが、結局、職員の2〜3割ぐらいが病院を辞めてしまった。

350床の病院で職員は240〜250人ぐらいいたのだが、そのうちの2〜3割というとたいへんな数だ。周辺はどこの医療機関も看護師不足だったから、どこにでも引き抜かれてしまう状況があった。

この労組の戦術のおかげで、氷見市民病院の改革はいっときき、挫折ギリギリのところまで追い詰められた。残ってくれたお医者さんも大変だったと思う。

氷見市民病院院長の出身病院であり、多くの医師を派遣していた富山大学附属病院の院長のところへは、堂故市長と一緒に訪ねて、引き続き医師の派遣について協力してもらうようにお願いしに行ったこともあった。

市内唯一の公立病院改革でこうした様々な苦労を経験した堂故氏だったが、今度の参院選挙（２０１３年）では、自民党からの公認で出馬することが決まったことはよかった。非常にいい方を自民党も選んだと思う。

労組に改革の対案はなかった

建物ができてから50年近くが経過し、設備が老朽化していた氷見市民病院に対して、市としては建て直すお金も術もなかった。氷見市民はそれまで、この病院に行くと本当に暗い雰囲気の中で診療を受けるしかなかった。だから、お医者さんはどんどんいなくなるし、産婦人科もついに無くなってしまうなど、診療科目もどんどん減っていいった。こういう状況下で、心ある人は何とか市民病院の経営を改革してほしいとずっと思っていただろう。

しかし、その改革に対しては、医労連、自治労連という強大な職員労組の上部組織にその反対闘争の本拠地が置かれ、徹底的にその矛先を向けられ続けた。このために、この改革の闘いは非常に激しく長いものになった。

しかも労組側は、その反対闘争を現在も続けている。

新病院で2人の職員が不採用になったことに対して起こされた裁判の内実も、職員組合の書記長と委員長を採用しなかった、というものであった。

金沢医科大学は私立大学だから、採否の決定は完全に民間の立場からの発想のはずだ。もともといた職員で応募してきた全員を採用できなかったことに関しては、多少、問題がなかったとは言えなくはない気もするが、しかし民間としてはそもそも、民営化に反対の闘争をしかけている組織のトップの人を採用するわけにはいかない、という理屈は理解できるところだ。

そもそもその裁判の訴え自体、それまで聞いたことがない内容のものであった。解雇されたから雇用の確保を求める、というものではなく、新しい病院に採用してくれ、というものだからだ。この裁判を起こす前に、県の労働委員会での調停も行われたが、当然のことながら平行線を辿った。

　自治労出身の社民党幹事長のお膝元で、自分たちの組織の維持、その組織の力の示威という狭い考えのために彼らは地域医療を捨てる行動に出たのだ、ということがこの闘いを通して痛感したことだった。

　だから彼らからはついに、改革に対する代案は出てこなかった。

　公設民営化に反対を唱える労働組合は、最初から改革に対する闘争に敗北していたのだ。なぜなら彼らは、改革案に反対をするけれども、それに代わる職場を確保するだけの代案がなかったからだ。これは決定的だった。

　では改革の代案を出したらどうか、と実際に労組側に問うても、そんなものはないから答えようがなかった。ハナから税金を投入して、何がなんでも自分たちを支えろ、という考えしかないのだから代案がないのは当然だった。

「独法化論者ではない」

以下は、旭市議会議員と旭中央病院神経精神科医師の両方をしている大塚祐司氏が、自身のブログで「長隆氏は独法論者ではありません」として紹介してくれた文章だ。よくまとめていただいているので、そのまま転載させていただくことにする。

……………………◆◆◆◆◆◆◆◆◆◆……………………

旭中央病院検討委員会の学識経験者の一人である長隆氏については「独法化一本やり」との誤解が一部にあります。しかし実際には地域の実情に合わせた改革を行っており、病院の経営形態については地方公営企業法一部適用から民間譲渡まで幅広い選択がなされています。

長隆氏及び長隆氏が所長を勤める東日本税理士法人スタッフによる仕事は以下の通りです。

【経営形態等の在り方、改革に深く関与している事例】

阪南市立病院改革プラン評価委員会　委員長（平成22年8月～平成22年12月）

↓　指定管理者制度　導入

国保成東病院一部事務組合解散・独法移行協議会　会長（平成21年5月～平成22年3月）

↓　地方独立行政法人　導入　　一部事務組合　解散

共立湊病院改革推進委員会　委員長（平成20年9月～平成20年11月）

↓　指定管理者の変更

近江八幡市立総合医療センターのあり方検討会　委員長（平成19年12月～平成20年1月）

↓　地方公営企業法一部適用の病院のＰＦＩ契約解除

安房医師会病院経営健全化計画検証委員会　委員長（平成19年9月～平成20年1月）

↓　医師会病院の社会福祉法人への委譲（制度上極めて困難な開設主体変更）

泉大津市立病院経営健全化計画検証委員会　委員（平成18年11月～平成20年3月）

↓　地方公営企業法一部適用の病院の在り方検討

夕張市立総合病院経営アドバイザー（平成18年8月～19年3月）

↓　指定管理者制度　導入　及び運営形態の見直し

東栄町国民健康保険東栄病院経営改革委員会　委員長（平成17年11月～平成18年3月）

↓　指定管理者制度　導入

大阪府泉大津市病院改革委員会　委員長（平成17年10月～平成18年4月）

↓　経営形態変更の検討　↓　一部適用のまま改革

山形県酒田市立酒田病院改築外部委員会　委員長（平成17年6月～平成17年10月）

↓　地方独立行政法人　導入　かつ病院統合

新潟県巻町国民健康保険病院等事業改革委員会　委員長（平成16年12月～平成17年1月）

↓　病院の民間譲渡

名古屋市立5病院市立病院経営改善推進委員会　委員長（平成16年9月～平成18年9月）

↓　指定管理者制度　導入　民間譲渡

京都府大江町病院経営改革委員会　委員長（平成16年2月～平成17年3月）

↓　指定管理者制度　導入

埼玉県立病院改革推進委員会　委員（平成12年1月～平成13年3月）
↓　地方公営企業法　全部適用の導入

【経営形態の変更には踏み込んでいない事例】

十和田市立中央病院経営改革検討委員会　委員長（平成22年1月～平成22年4月）
↓　既に地方公営企業法　全部適用の病院のあり方検討

上野原市立病院　専門委員（平成21年11月～現在）
↓　既に指定管理者制度を導入した病院の在り方検討

豊川市民病院改革プラン策定会議　議長（平成20年8月～平成21年2月）
↓　地方公営企業法一部適用の病院の建替え等検討

公立小野町地方総合病院改革委員会　委員長（平成18年10月～19年1月）
↓　事務組合経営の病院の在り方検討

津島市民病院経営改革委員会　委員長（平成18年4月～平成18年12月）
↓　病院の在り方検討

高浜市立病院事業経営改革検討委員会　委員長（平成18年4月～平成18年8月）
↓病院の在り方検討
蒲郡市民病院経営改革委員会　委員長（平成18年4月～平成18年6月）
↓病院の在り方検討

【東日本税理士法人スタッフが関与した事案】
小山市民病院　↓地方独立行政法人　導入
西城市民病院　↓地方公営企業法　一部適用のまま存続
公立深谷病院　↓民間譲渡
公立能登総合病院　↓地方公営企業法　全部適用

病院再編・統合の難しさ

私はいま、総合病院国保旭中央病院検討委員会・委員長職務代行をやっている。

現役で就いている役職の中では、数少ない重責を伴う肩書きの一つだ。

旭中央病院は千葉県旭市にある市立病院で、病床数は約1000床もある日本最大級の総合病院だ。もともとは1953年に8町村によって開設、2005年に市町村合併によって市立病院となった。2011年に新本館が出来上がった。

そこがいま、医師不足でたいへんなことになっている。

旭中央は、この地域の近くにある100床~150床の病院を統合して、医師・看護師等のマンパワーを集結させた。だから患者さんも周辺からたくさん集まって来る。

小さな病院の経営者に、この規模の総合病院を経営させようとしてもそれはとても無理だ。それ以来、「公立病院改革ガイドライン」を策定した責任者として、改革の経過をウオッチしてきたが、ガイドラインで示した改革の方向はほぼ浸透してきていると思うし、だから満足している。

ようやく再編・統合という改革の流れに、関係者の皆さんがついてきてくれるようになったと思う。ただ、どこでも起きうることだが、再編・統合は口で言うほど簡単にはいかない。文化の全く違う人たちが一緒になるからだ。

だから、理論は分かっていても、なかなか感情面で進まない。

有名な話は、茨城県の桜川市と近接する筑西市の2つの公立病院の再編・統合の案件だ。この再編・統合は見事に失敗した。

この再編・統合で病院改革委員会の委員長を務めたのは、当時の日本医師会会長だった超大物の人物だった。それでも失敗した。

この失敗の原因はどこにあるのか。この改革委員会のトップが出した改革案が利益相反していたからなのだと思う。

当時の日医会長は実は茨城県医師会の代表。しかも政権を取った民主党の幹事長と親しい間柄だった。だからもともと自民党支持だった日医はこの時期、民主党を支持するようになった。これだけでも公正に統合をまとめることに疑問符が付く出来事だった。

ご自身は仕事として別の病院を経営している。そこでどういう再編・統合の結論を出したかというと、ご自分が経営している病院がある市ではなく、統合する相手方の市の方に新病院を作るようにした。ご自身の病院に影響が出ないようにするため、と言われても仕方がなかった。こういう見方は誰もしていないが、私は経験からすぐに気がついた。こんなことではこの再編・統合はまとまらないと。案の定そうなった。

旭中央病院

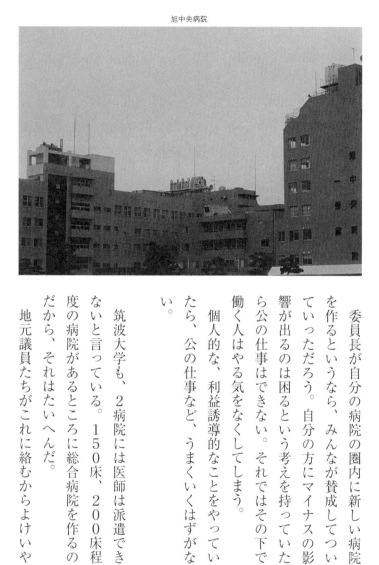

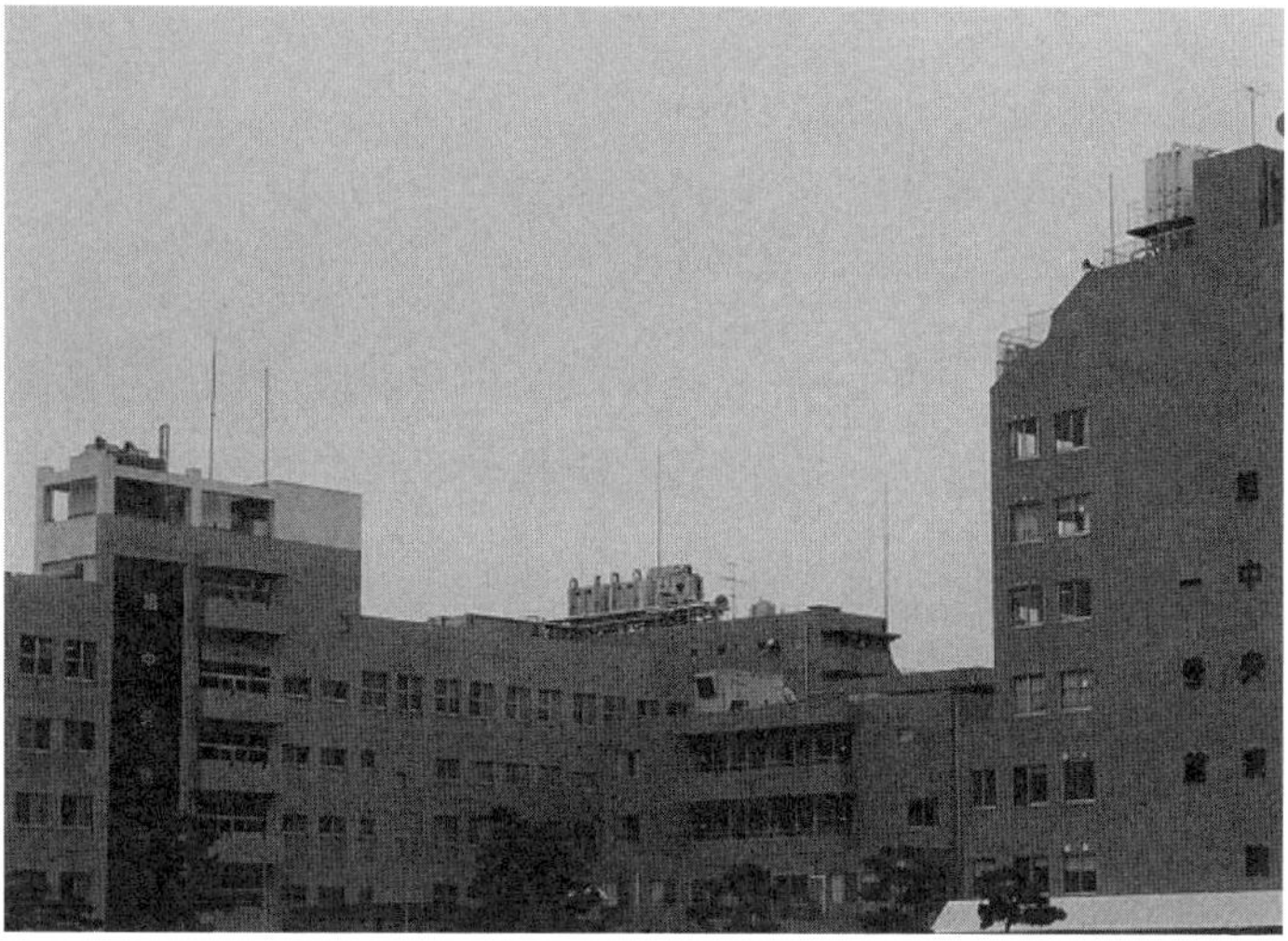

委員長が自分の病院の圏内に新しい病院を作るというなら、みんなが賛成してついていっただろう。自分の方にマイナスの影響が出るのは困るという考えを持っていたら公の仕事はできない。それではその下で働く人はやる気をなくしてしまう。

個人的な、利益誘導的なことをやっていたら、公の仕事など、うまくいくはずがない。

筑波大学も、２病院には医師は派遣できないと言っている。１５０床、２００床程度の病院があるところに総合病院を作るのだから、それはたいへんだ。

地元議員たちがこれに絡むからよけいや

やこしい。みんな自分たちの選挙区の病院を中心にしようとするからだ。それで、まず、場所が決まらない。

日本医師会長が委員長をやってもまとまらない。茨城県がリードしてもまとまらない。議員は選挙のことがあるから自分の地元にどうしても残そうとする。このままいけば、公立病院改革ガイドラインに則って、病床利用率が70％を切った場合は廃院が勧告されることになる。

その最終年度が平成25年度だ。

だから急ぐ必要がある。何とか前向きに進めたいが、いったん壊れた地域医療を元に戻すのは難しいかもしれない。

経営破綻が目に見えているなら、病院のスタッフを中心にして、客観的に経営を統合する案を決めていくべきだ。それも政治家は一切抜きで。自治体の本庁も抜いて、現場の医師と看護師さんの代表が寄り集まって決めることがいい。どう生き残るか、どこに統合するか、ということを。それを現場に任せるところまでやる。

こういう「金は出すが口は出さない」改革の方針なら、再生はうまくいくかも知れない。
いま旭中央ではそうやって最後の賭けに乗り出しているが、これがうまくいくかは分からない。

公立病院経営破綻のドミノ現象

千葉県旭市の周辺では、公立病院経営の破綻が連鎖するドミノ現象が起き始めている。

発端は、平成20年に約400床の銚子市立総合病院が破綻したことにある。

理由は働く医師がいなくなってしまったからだ。

銚子市立はそれまでは、医師不足を日本大学医学部が引き受けて賄っていた。結局、日大が引き受けられなくなった。労働環境が厳しい場所で働こうとする医師がだんだんいなくなっていったからだ。

銚子市立の患者は市内外にある周辺の病院に移った。どこも20~30分もあれば行くことができるからそれ自体は問題はない。それで銚子市内にある民間病院と、隣接市の旭市の旭中央病院、川を越えた茨城県神栖市にある約300床の鹿島労災病院へ、患者が分散した。

自治体には赤字経営の病院は閉院して患者は他市町村に移ってもらった方が財政がラクになって助かる、というとんでもない計算が働き出していることもあるのかも知れない。

その結果、同じように医師が足りずに破綻する自治体病院から患者が周辺へなだれ込んで、さらに患者がなだれ込んだ別の公立病院が医師不足で破綻に追い込まれるドミノ現象が始まることになった。

銚子市立の患者を一部受け入れた鹿島労災は、有名な重工業地帯の鹿島にある労災病院で、銚子市立が破綻したあと、そのエリアの救急患者を引き受けてきた。これでしばらくしのげるかと思っていたら、2013年2月、今度はその鹿島労災の勤務医の半数が退職する事態となり、鹿島労災の実質的な破綻が避けられなくなった。

鹿島労災の勤務医退職の原因は、12人の医師を派遣していた千葉大が一斉に医師を引き上げてしまったからだ。残った勤務医は8人で、これで300床の病院を賄えるわけがない。この病院での救急医療は完全にストップした。

私は早速、現地に飛んだ。神栖市の市長にも、旭中央の検討委員会委員長代行としてお会いした。銚子市で唯一の救急病院だった病院の患者を受け入れてくれた鹿島労災を支援してくれないでどうするのかと詰め寄った。これでは銚子市の救急患者は皆、旭中央に押し寄せてきてしまう。そうでなくても旭中央は患者が満杯の状況で、スタッフは過酷な労働環境下にあると訴えた。

地域医療が医師不足によって破綻するドミノ現象の問題はいま、日本の地域医療を揺るがす大問題になっている。何せ、厚生労働省傘下の労災病院までもが手を挙げてしまったのだから問題は深刻だ。

逼迫する銚子市の救急医療

銚子市の救急患者はどこへ行くのか？下手をすると救命医療が間に合わなくて亡くなってしまうということにもなる。

この2月以降は、とにかく他の病院に回さなくてはいけなかった。

鹿島労災には4月1日からは交代の院長だけは来ることになった。新聞報道では医師8人が残ったというので見に行ったら、実際には勤務医は3人しかいなかった。これでは病院とは言えない。最低でも30～40人医師がいなければ、この規模の病院は成り立たない。

茨城県は打つ手がないと言っている。この間、茨城県の担当責任者が、旭中央病院の院長にわざわざあいさつに来てそう言っていったという。

この事態は総務省には報告している。

何らかの方法で早急に対処をしないと、この地区の地域医療の崩壊に繋がる深刻な問題だ。

旭中央にはいま、1日に多いときは4000人も外来患者がやって来る。入院患者は1000人もいる。だから、できるだけそれを周辺の地域で分担して、患者数を今の半分ぐらいにしてもらわないと、とてもこの病院は持たない。

220人の医師を何とか、ここに残ってもらわなくてはならない。それをいま、必死になってやっている。

旭中央を核に周辺公立病院の再編構想

病院間連携と簡単に言っているが、かけ声だけでは実現は難しい。病院間で協力しましょう、そうやってみんな協定は一応結ぶ。しかし協定には強制力がない。

旭中央の場合、1000床のうち、だいたい200人ぐらい長期入院患者がいる。その長期入院患者は、実は、ほとんどが入院している必要がない人たちだ。本来は老人施設などに移すべき人ばかりである。ところがそういう入院患者たちは、立派な総合病院で居心地が良いからなかなか出たがらない。だから、いったん入院してしまうとずっと居ついてしまう。これが困る。

こういうことに対しては、本当は医師がキッパリ患者さんに対して言わないといけない。説得してほかに移ってもらう。この病院は救急患者を診なければいけないから、そうしなくてはいけないのだ。だが、お医者さんたちも忙しくて、なかなかそれができない。

旭中央のこうした状況を、どう解決していけば良いか？

私の案では、近隣の周辺自治体には国保多古中央病院を始め、公立病院が4、5カ所あるので、それを全部ひとつの独立行政法人組織にしてしまおう、という構想を描いている。

この案では、各市町村議会の反対は大きくなると思う。だからまずは一つ一つの病院を独立行政法人にして、旭中央自体も独法化して、役員を相互に派遣をして一体経営にするのがいいと考えている。

それによって各病院の機能も分担して、例えば、多古中央は回復期に限る、といったようにする。そして多古中央の医師や看護部長などを積極的に旭中央に送り込む。強制的にベッド利用率を80以下にさせる。

各独法が合同して病院運営協議会をつくり理事会で役割分担を決める、といった改革案を5月4日にまとめた。

独法化→再編・統合での実績

複数の公立病院をそれぞれ独法化して経営を統合する改革は決して絵空事ではな

い。私は以前にも実績を持っているから現実的な構想として描いている。

岐阜県総合医療センターでの改革だ。

岐阜県総合医療センターはもともと岐阜陸軍病院、国立岐阜病院、岐阜県立岐阜病院が統合・再編してできた病院だ。それぞれ旧病院を独法して一体経営にした。そして、各病院の役割分担を明確にした。

旭中央病院で、この再編統合のやり方を導入することについては、既に賛同してくれた病院がある。千葉県山武市にある独立行政法人さんむ医療センターだ。さんむ医療センターは私が評価委員会の副委員長をやっている病院だ。これはもう新聞発表もされている。旭中央との共同経営に異議なし、という姿勢だ。

企業の世界では、合併・再編というのは日常茶飯事だ。

一番遅れているのは病院の世界だ。

研修制度も外郭団体もなかった頃は、公立病院なら医師はどこでも来てくれた時代もあった。今はもう、働く環境が厳しくなっている公立病院に、わざわざ来てくれる医師がいなくなっている。

だから、公立病院改革の最終年度となる平成25年度は、本当に、大政奉還のようなことになると思う。大きく公立病院経営の体制を変えざるを得ない。そういう状況に追い込まれているのだ。

その改革のモデルとなるのが、いま関わっている旭中央病院だ。

1000床もある病院がなぜ経営破たん寸前にまで追い込まれているのか。これを改革できなければ、本当に国全体の問題になってしまう。

総務省は私がこの病院の検討委員会委員長代行をしているので安心しているフシがある。それは地方の役所を相手にやりあっている関係上、中央が私のことを支持してくれることは有難いと思う。この改革の成否ははっきり言って五分五分だ。

私の最後の大仕事になるのは間違いない。

5月14日、いよいよ旭中央病院検討委員会が報告書をまとめる。経済財政諮問会議が16日、病院は地域ごとに一体経営できる新型法人制度を提言する。山が動き始めたと思う。

なぜ医師不足が起きるのか？

医師不足を起こさせているものは何か。過酷労働、この一言に尽きる。

総合病院や医療センターというのは、本来、救急医療や真に集中治療が必要な患者のために必要な医療機関であり、そのことに医師を集中させなくてはいけない。ところが、それを阻んでいるものがある。慢性期治療の患者だ。もうほとんど治療がいらなくなったそういう患者たちが長期間に渡って入院している。そういう人たちには、本当はその病院からは出ていってもらわなくてはいけない。総合病院や医療センターは、そういう人たちのための施設では本来、ないのだ。それがなかなか、そういう患者に限って病院にへばり付いて出て行こうとしない。

それは入院している人はできるだけ近くでいい病院に居たいと思う。明日からあそこの病院に行って下さい、と言われても、なかなか簡単には応じないだろう。だが、そういう状況に対して、うまい改革で成功した例がある。

成田日赤病院という病院が旭中央の近隣にあるが、その病院は市外から来た軽症の外来患者には、初診時に5000円を頂く、というルールを作ったのだ。このルールを作ったのは私だ。

このルールができたことで成田日赤はだいぶ、外来患者を減らすことができた。すでに新しいルールの導入から3年が経過している。タクシー代や交通費をかけた上に5000円もとられるのだから、それはもう市外から来る患者はずっと少なくなる。

市外から軽症の外来患者が来なくなったことで、医師の労働条件はだいぶ楽になった。

言うことを聞いてもらえない場合は、こうやって料金としていただくよりほかはないだろう。

このように、地域ごとに、どういう状態の患者はどの病院にいくべきか、ということをちゃんと病院間で連繫して決めていかないと、これもそのうち大きな社会問題となっていくだろう。しかしなかなか解決するのは難しい問題だ。

公立病院はいずれ医師不足で共倒れになってしまうという認識はみな同じに持っているのに、地域のエゴが必ず入ってくるからなかなか解決できない。その解決に挑んでいる。

第4章

誤れる巨大組織の弊害

近江八幡市立総合医療センター・誤れる民活「病院ＰＦＩ」

近江八幡市は「３方良し」で知られる、「近江商人」の発祥の地。

近江八幡市立総合医療センターは２００６年10月に、滋賀県近江八幡市に開業した。いま近江八幡市は人口７万に満たない街。ここに総事業費に６８０億円も費やした、とてつもなく豪勢な病院ができたのだ。

できて40年近くが経過し、老朽化が著しかった旧近江八幡市民病院の建て替えが市で計画されるようになったのは、２０００年の始めの頃。それを後押ししたのは、１９９９年７月に成立した、いわゆるＰＦＩ法だった。

ＰＦＩとは、プライベート・ファイナンス・イニシアチブの略。公共の施設・設備に民間の資金を導入してその運営自体の活力を取り戻そう、というのが狙いだ。英国で始まった手法だとされているが、これが大きな誤算の元凶だった。

２００１年３月には近江八幡市は市立総合病院の建設にＰＦＩの導入を議会決定した。入札で決まった業者は大林組。同社が組成するＳＰＣ（特定目的会社）が、実質

近江八幡市立総合医療センター

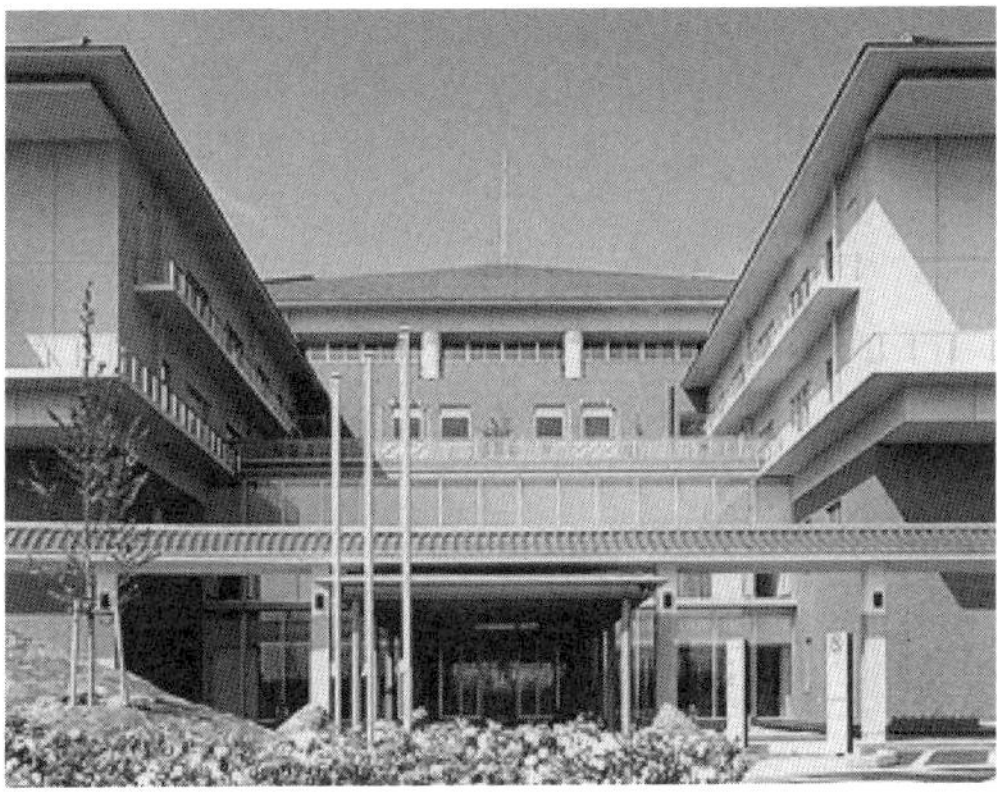

的に病院を所有する。こういう形をとるのがＰＦＩの特徴だ。

ところが開業早々から、病院は赤字経営だった。診療報酬の改定などで、当初立てた収支計画に狂いが生じていたのだ。

普通の病院なら、ここで収支計画の見直しを行い、支出を抑える等の施策が打ち出されるのが常識だろう。ところがＰＦＩというのは、一度決めた計画を簡単に変えることができない、という欠陥を持った代物だったのだ。

一番の問題は、ＰＦＩを導入する際に金融機関と取り決められた5・3％もの金利支払いが30年間も固定されていることにあった。それが赤字経営の病院の大きな負担になっていた。

近江八幡市は金融機関からお金を借りて施設整備費に当てているが、この額は145億円。それに対して30年間固定での利払いの総額は、99億円にも達することになっていた。

さらに問題を複雑にしていたのは、病院運営の形と、お金の流れが、スッキリ1本になっていない点だ。

まず、市が、病院を実際に所有しているSPCに対して金利と手数料を支払う。次に、SPCが、その中から、実際に資金を融資した金融機関に対して金利と手数料を支払う——という2段階を経る必要があった。

病院の運営においても、日常の病院周辺業務はSPCを通じて契約した外部の委託業者が請け負っており、これらの委託業者に対して支払われる委託料の中からSPCは手数料を取る形になっていた。

このままではいずれ、この病院の経営は行き詰まることは目に見えていた。そう考えた市長は、2007年12月に「市立総合医療センターのあり方検討委員会」を立ちあげた。その委員長として白羽の矢が立ったのが私だった。

この病院がなくても市の財政は厳しい台所事情であり、このまま病院の赤字が膨らんでいけば、市の財政も間違いなく破綻する。

政府が進めてきたPFIの手法については、それ自体は間違ってはいなかったと思う。だが事情はケースバイケースで違ってくる。特に病院は生きものである。収益を生む患者さんも、そこで働いている医師・看護師・その他の多くの医療関係従事者も、みな生きものである。だから箱だけをつくる公共施設とは事情が全く違う。

それにSPCという実体のわからないものが経営に介在するのが最悪である。

こんな話があった。新しい病院なのにトイレに汚物が詰まりやすい。院長が掃除をやっている人に何とかしろと言ったら、掃除の人はそういう話はSPCが委託している業者の社長に言って下さい、と言われたそうである。院長には病院運営に関する権限が無いのだ。

私もこんな経験があった。第1回の委員会のとき、病院が作られてから2年目ぐらいの頃だったと思うが、タクシーで乗りつけて玄関に到着して、周囲を見ていたら、植木が枯れていることに気が付いた。職員の人にどうなっているのかと聞くと、われわれもおかしいと思うけれども、植木の取り換えなどの契約を、病院は直接していない、というのだ。これでは経営にならない。

このように、どこかを改善しようと思っても、必ずSPCがその足かせとなっていた。

そのＳＰＣのおおもとはゼネコン（総合建設業者）なのだから、造る箱は高くなればなるほどいい、ということに当然なるだろう。金融機関からお金をいくらでも借りられるのだから、多ければ多いほど、金融機関も金利で儲けられるということにもなる。だから結局、みんな高いほうがいい、ということになってしまう。

結局、ＰＦＩは、高くつくったほうが儲かる、という話だ。私の認識ではＰＦＩはただの金融商品。これは明らかだ。

だから新築するときに、とにかく豪勢なものをつくる。建設会社も、金融機関も、高ければ高いほどいいからだ。

このときのメーンとなった金融機関は、ドイツのデプファ銀行（もともとアイルランドの銀行だったが、ドイツの金融会社が買収した）というところだ。滋賀銀行と大同生命がそれに加わった。

デプファを買収したドイツの金融会社も結局、破綻した。これは案の定、というべきか。そういう顧客の事情を無視した融資を行う金融機関の行く末だ。

結局、一番の問題は、ＰＦＩというのは金融商品であったということにある。30年でフィックス５・３％という高金利の金融商品だ。簡単に言えば、普通に建物を建てるのに比べて、ものの値段は３倍、金利は５倍、という世界だ。これでは経営が破綻するに決まっている。私は「近江商人の矜持を忘れたか」と報告書に書いた。

だいたい世の中に、そんなにうまい話がころがっているわけがない。それなのにみんなが飛びついてしまったのは、政府系のシンクタンクが横についていて、そこのトップには当時、財務省の事務次官経験者としては最年長の方が就かれていたことを信用してしまったからだ。だからこのシンクタンクの責任も重い。

毎年20数億円赤字が続けば、市の財政がもたなくなり、市の財政が破綻するのは明らかだった。そこで病院のあり方を見直すための検討委員会に総務省を通して委員長として乗り込んだ私は、「ＰＦＩの契約を破棄しなさい」という答申を出した。

契約を解除するには違約金を支払わなくてはならないが、ＳＰＣに出資した大林組は30年間で本来入る手数料より減額して支払った。それでも途中で経営が破綻して全く手数料が入ってこなくなるよりはましだったから結局、ＰＦＩを止めることに合意してもらうことができた。

ＰＦＩを止めたら案の定、いまはこの病院は立派になっている。

今の経済環境の中では、少なくとも病院だけは絶対にＰＦＩをやってはいけない。これは私の持論だ。

ほかの施設はどうであるかはわからない。火葬場やゴミ処理施設などの公共施設では成功している例もあると聞く。だが病院はそうはいかない。患者という人間を扱っている。人間だから先が予測ができない。ＰＦＩを使った医療機関は間違いなくつぶれる。

ＰＦＩは活力を与えるための手段、というのは、産業に活力を与えるのであって、病院に活力を与えない。これは活力を主に銀行と建設会社に与えるためのものだと思う。病院には与えられなかった。建物だけはりっぱになったが、経営は苦しかった。病院を実質、所有するのが建設会社や外資のコンサルタントだ。それをあおったのは政府系のシンクタンクだった。

共立湊病院のケース

共立湊病院は、静岡県賀茂郡南伊豆町にあった、前身は湊海軍病院という、大正12年に創設された古い国立療養施設だったところだ。

1997年に下田市を含む1市5町が病院組合を設立して共立湊病院としてオープン。以来、自治医科大学系の社団法人 地域医療振興協会が運営を委託され、運営に当たってきた。

近年、老朽化が激しく、また耐震面での問題もあったことから、2003年に建て替え問題が持ち上がった。

その際、地元では建て替えか、下田町への移転かで大きくもめることになった。結局、2008年に第三者機関となる「共立湊病院改革推進委員会」を設置。総務省の公立病院改革懇談会座長だった私がこの委員長となり、全国自治体病院協議会名誉会長の小山田恵氏や、順天堂大名誉教授の小出輝氏、聖マリアンナ医科大理事長の明石勝也氏らに委員に就いてもらい、今後の方策が討議されることになった。

09年に、新たな指定管理者の公募と、下田市への移転・新築を決める答申を出し、指定管理者を公募することになった。ところが、いったん指定管理者に決まった下田市内の医療法人が、09年12月に指定管理者を辞退。地域医療振興協会は契約更新に難色を示すと共に最初から再公募にも応じなかった。

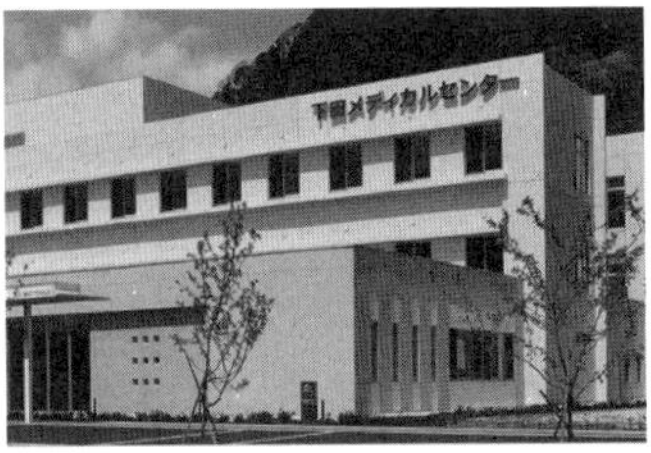

新しくなった「下田メディカルセンター」

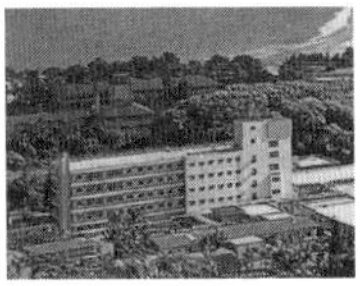
旧　共立湊病院

指定管理者を捜した結果、２０１０年７月に神奈川県海老名市の社会医療法人ＪＭＡ（ジャパン・メディカル・アライアンス）が引き受けることになり、12年５月に新病院の開設に漕ぎ着けた。今この病院は下田メディカルセンターと言い、立派な病院に生まれ変わっている。

共立湊病院は、地域医療振興協会が旧国立病院の経営を引き受けた、第一号の病院として知られている病院だ。

地域医療振興協会は最初の頃は非常によくやっていたと思う。

国が見捨てた海軍病院だから、当初は閉めざるをえない状況だったわけで、それを周辺の６市町村が、何とか続けて欲しいと各方面に働き掛けた。県も、南伊豆地区から急性期病院がなくなるのは困るので、できれば継続させたかった。

それで公募をして指定管理者として決まったのが地域医療振興協会だ。

この地域医療振興協会が、今ではたいへん巨大な、そして問題のある組織に変質している。

そもそも共立湊病院は当初から、国が手厚い支援をしていた。10年近く赤字補てんで支えてもらってきたのだ。

ところが数年前にその補助金が切れた。やはり、あの過疎地で補助金が切られると、運営していくことは難しい。

しかも中心の下田駅からは20分もかかる場所で、人口も少ないから患者も集まらない。辺ぴな場所にあるのは、もともと旧結核療養施設だったからだ。

結局、地域医療振興協会はこの病院から手を引くことを表明した。

そのために人口10万ぐらいの加茂郡地区から救急病院がなくなる危機が訪れた。

個人的なことを明かすと、私はたまたま下田が出身地で、高校の同級生が南伊豆町の町長だった。彼から「何とか助けてくれないか」と頼まれた。それで一肌脱ぐことを決めたのが実情だ。

共立湊病院は、患者さんが多い場所で、お医者さんも来やすい駅前に移転・新築する方向になった。だが、税金の範囲ではこれができない。病院組合を作る1市5町はこれを負担できない。幸い、土地は静岡県が安く売ってくれることになったが、行政側は建物については家賃を払って下さい、ということになった。それぐらいは当然だと思う。

ところがそれを地域医療振興協会は呑まなかった。それで手を引くと言い出した。公募をして漸く、社会医療法人のＪＭＡが最終的に家賃を払う条件で引き受けてくれた。

地域医療振興協会が引き受けないと言ったのは、ブラフをかけるポーズだったのか、あるいは最初から引き受けるつもりがなかったのかはわからない。

いずれにしても共立湊病院が下田メディカルセンターという新病院になって立派に生まれ変わったことは同病院のホームページを見ればわかる。新築で土地は広く、駅前にあるから患者さんは来てくれる。

ところが、この流れを見てなのか、共立湊病院から手を引くと言っていた地域医療振興協会が突然、まさかの信じられない行動に出る。これは国会にも質問状が出されたぐらい、異例の事態だった。

下田メディカルセンターとは近接していて、同じ医療圏にある、祥和会伊豆下田病院という60床の病院が同じ頃、経営が行き詰まっていた。地域医療振興協会はこの病院を買収して、何と直接、この病院の経営をこの地で始めることにしたのだ。

しかもそこへ、共立湊病院の看護師や医師を移すという暴挙に出た。地域医療振興協会は当時、まだ共立湊病院の指定管理者を継続中だったわけだから、これはおよそ社会通念に照らしても許される行為ではない。下田メディカルセンターにとって、というよりも、もはや地域医療に対する妨害行為だ。

伊豆下田病院は河津桜で有名な静岡県賀茂郡河津町にあった。地域医療振興協会はこれをJR今井浜駅前に土地を購入して新築・移転し、2012年5月に伊豆今井浜病院としてオープンした。今また、この病院を100床に増床するといった話も出ている。結局は、予想どおり失敗した。

実は、こうした「枯葉作戦」を、地域医療振興協会はほかの地域でも行っている。公益社団法人としての当初の理念を忘れ、利益追求の巨大組織に変わってしまったことに、そうした行動の原因があると思っている。

それはその後のこの団体の行動を見れば明らかだ。

例えば、東京・練馬の光が丘病院。日本大学が引き上げたあと、能力もないのに地域医療振興協会が出て来てあとを引き継ぐと言ったのはいいが、スタッフの半分も確保できず、この病院が担っていた地域の小児救急医療が崩壊してしまった。この〝事件〟はメディアでも散々、取り上げられた。

この団体は本当に利益追求の組織になってしまったのか？

この組織に付いて回る議員がいることも問題だ。巨大なお金が動くからだ。税金を使って田舎の政治家が自分の都合のいいように組織を動かしているのはたいへんにまずい。このようにいま、この団体が全国各地でひんしゅくを買う例がたくさん出てきている。浦安、市川や横須賀などもそうだ。

利益を上げることが悪いのではない。民間企業は利益を上げるのが第一義だ。民間の経営では基本だ。だが民間企業には民間企業にとっての「経営理念」というものが必ずある。

ところが地域医療振興協会には経営理念がまるでない。というよりも当初の地域医療に対するこの団体が持っていた理念は完全に忘れ去られている。しかも最近やっていることが全て、その能力の範囲を超えている。光が丘も能力の範囲を超えていたから問題が起きた。下田で行っていることも同じだ。

理念がないから、やることがどんどん悪質になる。南伊豆の1市5町は、地域医療振興協会は極めて悪質だと内閣総理大臣に訴えているほどだ。

疲弊した自治体病院が手を上げて「来てくれ」と懇願すると、しめしめと出てきて、税金をたっぷり注入してもらえる。この安易な構図がこの巨大組織をダメにした。

最近は自治医大出身で局長級の人が県にもいるのでますますやっかいだ。

看護師の奪い合いで大変になるから増床はやめるようにと勧告したのに、県は増床を許可してしまった。信じられないことになっている。

公立病院の改革に関しては、地域医療振興協会などには頼らず、自らしっかり経営をしていくべきだ、と言っていくしかない。公立病院なのだから、少なくとも、最初から税金を使っているのだから、約束は守るとか、できるだけ運営には税金を使わないでやっていく、ということを金科玉条にするべきだ。そういう戦いを今も続けている。この戦いはしかし、ほぼ終わりに近づいている。

もちろん自治医大出身の先生には、過疎地の医療を一生懸命にやっている人はたくさんいる。そういう人は、こういう事例は悲しいのではないか。

本当の過疎地で、夜は真っ暗になるところで日夜努力している地域医療振興協会の職員は大勢いる。だが、能力の範囲を超えて規模の拡大を図るのがまずい。

そもそも共立湊から手を引くと言った理由は、医師が集められない、というもっともらしい理由からだった。それなのに病床の権利を買ってすぐそばに新しい病院を建てる、というのはどういうことなのか?

地元のほとんどの人は私の考え方に共鳴している。ところが一部の議員が地域医療振興協会側について動いている。要は利権を目的とした議員だ。地域医療を食い物にしているといわざるを得ない。

市民がどちらを支持しているかは明らかだ。だから、私には怖いものはない。

第5章

よりよい地域医療をめざして

対立者を説得する

日本の復活を信じて戦う人を追うテレビ東京の番組『ガイアの夜明け』に、これまで3回登場した。一番古いものが、国民健康保険新大江病院の改革だ。

この病院は、竹村周平氏が理事長兼院長を務め、今は医療法人財団新大江病院として蘇っている。

平成16年（2004年）に病院改革委員会を設置、総務省の地方公営企業経営アドバイザーとして来た私が改革委員会の委員長に就任、「公設民営」化の方針をまとめ、それに則った改革を行い、成功した病院だ。72床の小さな病院だが、ここが公立病院改革の戦いの始まりの場所だった。

この改革では、労働組合との強烈な対立があった。

京都地区には京都自治労連という強力な自治体労組の連合体がある。ご存知の通り、京都は革新勢力が強い地域だ。だから公設民営化という改革に対しては、最初から猛烈な反対運動が展開された。

しかし、最終的には、労組側も公設民営の方針を呑んだ。

当時、大江病院の改革は新聞記事にもよく取り上げられた。取材に来た記者にはその都度、私の見解を正しく伝えた。それらは記事として残っている。まっとうな考えを正しく伝えることは、対立する意見が多いときこそ重要である。

私は労働組合は決して敵ではないと考えている。それは場合によっては激しくやり合う場面もある。だが、彼らも表面上は激しくやり合っていても、職業的な労働組合の幹部にもなると、そこはある程度、激しくやり合うフリをする面もある。

労組の執行委員や書記長と対立しているが、一般の労組職員の考えはどうなのか？うちのスタッフがそう疑問に思い、彼らから直接、意見を聞いたりした。それで職員を味方につけてしまうこともあった。そんなに大きくはない病院だから、そういうことができた。そんなこともあって、この病院は改革が成功した第一号となった。

しかし当初は正直に言って、この病院はもうこれ以上の経営は無理だと思っていた。京都府大江町の隣には、自衛隊の基地がある大きな市があり、総務省は、その市にある公立病院と統合して、大江の方は捨てるしかない、と考えていた。

だが私は、次第にこの病院は残す必要があるという考えに傾いていた。第一に勤務している職員の職場の確保がある。それに高齢の患者が40分もかけて隣の市へ行くのは気の毒だ。何が何でも大江は残す、残すなら公設民営にするしかない、と思うようになった。

院長の竹村氏は府立医大から来た医師だった。最初は「自分は公務員だからこの病院に来たんだ」と言っていた。

労組も京都府を挙げて戦いを挑んできた。

だからこの改革は自分にとっては桶狭間だった。

過疎地での公設民営化

本州の中心部分に当たる愛知県にも過疎地がある、愛知県内で唯一の過疎地とされるのが東三河の山間部にある東栄町というところだ。

そこに東栄町国民健康保険東栄病院という69床の病院がある。山奥の閑散とした場所にあるかなり老朽化した病院だ。

この病院の話も『ガイアの夜明け』に2回登場した。

ここはいろいろ紆余曲折があって、初めて公設民営化できた病院だった。

この病院の改革委員会の委員長を務めたが、委員のメンバーにはそうそうたる方々がいらっしゃった。トヨタ記念病院の院長や、豊川市民病院の院長、名古屋大学医学部の教授などだ。いずれも一家言を持っているそうそうたる方々が集まって議論をするのだから、委員会での議論はもめにもめた。

そうした方々を説得することがたいへんだった。

『ガイアの夜明け』は日本経済新聞社から単行本化されているが、その中に、こんなことが書かれていた。

「……本当に民営化が必要なのかという疑問が続出する。

これに対して長さんは反論する『情熱的な院長がいれば、公設公営でも立派によくなっている病院はたくさんある。だから、夏目院長（東栄町病院院長＝当時）にもできると思う。これだけ頑張る人ですから。実際、業績もよくなっている。しかし限界があるだろう。院長の情熱だけで、病院を続けていけるのか？夏目院長が永遠にいてくれればいいが、それに甘えてはいけない。こういう院長が今後もう一回来てくれるかどうか。それは、ほとんど不可能に近い』。病院を存続させるためには、夏目院長の努力が結果を出している間に民営化して経営基盤を固めるべき。そうしなければ、いずれまた病院は危機に直面する。長さんの見方は、議員たち、そして夏目院長にとっても説得力のあるものだった。」

これらの公立病院改革の始まりは、総務省のアドバイザーを私が引き受けたことにあった。それで各地の公立病院の改革委員会に派遣をされた。総務省の権限をバックに各地の改革委員会の委員長などを務めてきた。

総務省の関係者はどこでも全面的に私を応援してくれた。

県立・市立統合・独法化で最大成果　日本海総合病院

これまで公立病院改革に取り組んできて誇りに思うのは、やはり改革が成功して良い業績を挙げている病院が存在しているということだ。

中でも一番、今でも誇りに思っている仕事は、山形県酒田市にある県立日本海病院と市立酒田病院の改革だ。この病院の改革でも委員長を引き受けた。

この病院のことは、最近、経済誌でも取り上げられた。

山形県酒田市には528床の病床を持つ県立の日本海病院があった。一方、その近くには市立の酒田病院があり、病床数は400床。この二つの病院を合わせると、約1000床という日本でも最大級規模の病床を持つ病院となる。さすがにこの地域には多すぎる数だ。だからこれを約700床にダウンサイジングして再編・統合して、地方独立行政法人「山形県・酒田市病院機構」という病院として再出発させた。これがいま日本一業績のいい病院になった。

日本海総合病院

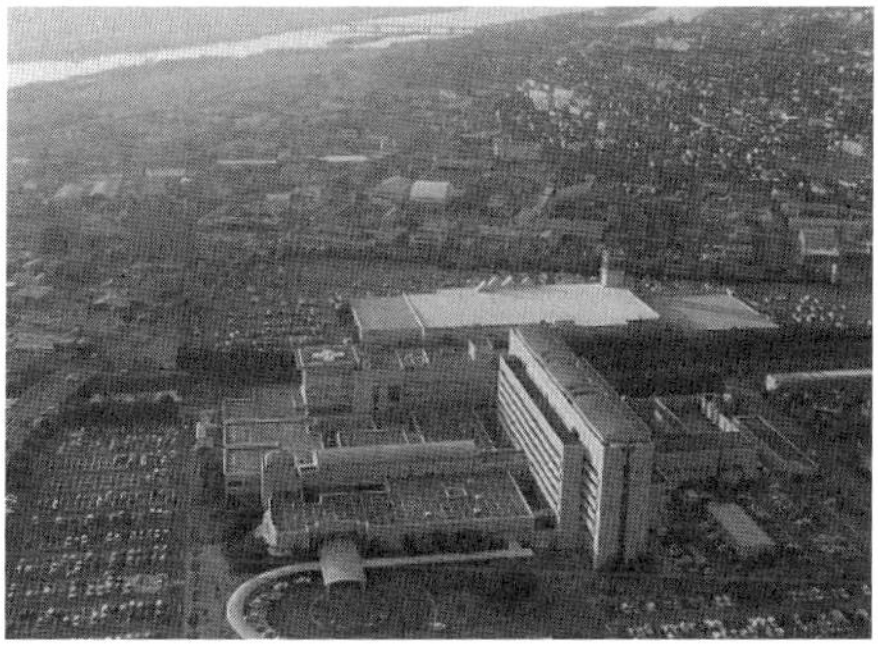

この二病院の統合では、人的面の統合だけではなく、病院そのもの・ハード面での統合を推進したのが特徴だ。

それまで同じ酒田市内で、2~3キロしか離れてない場所に、約600床と400床の病院があったのだから、もうそれだけで両病院が永続的に存続していくことは難しい状況だった。医師と看護師と患者の奪い合いになるのは目に見えていた。それを統合して、医療従事者・病院職員の身分を非公務員型にした。

県立と市立という違ったレベルの地方公共団体が運営

している公立病院を再編・統合して、独法化したことが成功している日本で最初の例であり、恐らく最大規模の病院である。

統合から5年たったいま、最初は独法化に反対していた労組に属していた病院職員の人たちに「役人に戻りたいですか?」と聞いても、ほとんどの人は「戻りたくない」と答えている。「民間がいい」と言うのだ。

職員の意識をここまで変えることができたことが、この改革を成功に導いているのは間違いない。だからこの改革は本当に誇りに思っているのだ。

県と市、レベルの違う2つの自治体の間にある確執は相当なものがあった。それとの戦いでもあった。私は、業績のいい市立酒田病院のトップ栗谷先生が理事長・院長になっていただいて、断固として統合を進めていくべきだと主張した。一方、小山田恵氏(全国自治体病院協議会名誉会長)が県立日本海病院側の立場を代弁する委員だった。

組合や本庁も挙げて、自分が属する自治体の方の病院を中心にして物事を進めようとした。縄張り主義のむき出しだ。

しかし、体力の違いは明らかだった。保有資産で見たら、酒田病院はキャッシュで

50億円もの資金が潤沢にあり、強力だった。一方の日本海病院では、病院を新設したばかりで資金が枯渇しており、手元には数百万円しかないような状況だった。勝負は最初から目に見えていた。

しかしこのように規模が共に大きな2つの病院を統合して、さらにダウンサイジングを図ったのに、医師は一人も辞めなかった。むしろ、今では医師が大幅に増えている状況だ。

経済誌の記事で取り上げられたのはもちろん、改革がうまくいき、業績が好調だったからだ。今でもこの病院には、全国から視察をしにやって来る人たちがひっきりなしに訪れているそうだ。今や、全国の自治体病院統合・再編のモデルケースになっていると言えるだろう。

「選択」と「集中」

「公立病院改革ガイドライン」を作るために総務省が設けた公立病院改革懇談会の座長をやっているとき、私が旗印としたのは「選択」と「集中」だった。

これがいま、日本の医師不足の状況を解消するために最も必要なことだ。医師が働きやすく、先端医療技術も学べるような病院に統合して、多すぎる病院の数を整理しなくてはいけない。

いまも日本には一般病床が約110万床あるが、実際に必要な病床数は50～60万床だと言われている。

病床数が多いから、医師が足りなくなってしまう。

多すぎる病床は、何が原因か？

昭和60年（1985年）の第一次医療法改正で地域医療計画の策定が始まった。以来、これまでに第五次計画まで実施されているが、この四半世紀にやってきたことは、要するに、これ以上は病院をむやみに増やさせない、ということだった。

それはそれでよかったが、いきなり制限をするわけにはいかないので、第一次のときには実際に各地域で地域医療計画が実施されるまでに猶予期間が設けられた。その結果、この間に、駆け込みで増床申請が行われ、病床数が一気に増えたのだ。

それ以前でさえも当時、日本全体の一般病床数は20万床は多いと言われていた。それが地域医療計画が策定され、これ以上、病床は増やせないことになった。あわてたみんなが殺到してたいへんな数の駆け込み申請の事態となり、この間だけでも、増えた病床数は40万床にものぼった。

四半世紀前に病床数を減らそうと思って取り組んだ施策が、逆に病床数を増やしてしまったのだ。しかもそれ以来、病床数はほとんど減っていない。欧米の基準で考えると、日本の一般病床、通常の急性期病床は現状の半分の50万床あれば十分だと言われている。従って日本の病床はいま、50万床も多い、ということになる。１００床級の病院が全国に5千病院も余分にある、ということだ。

急性期医療機関には高度医療に対応した高度な人員配置をしないといけないので、医師・看護師・その他の医療技術者がたいへんに不足をしている状況がある。人もお金もそれに投じていかないといけない。

一方、公立病院には使われていない病床が非常に多く存在している。過疎地にあったり老朽化している施設ほどそうだ。しかも、病床1床につき国からは70万円もの補助金が出ている。これではダメになるのは当たり前だ。なぜなら何もしなくても補助金でお金が入ってくるのであれば、使われていない病床をわざわざ減らそうと努力するわけがないからだ。努力しない方が報われるシステムが相変わらず続いている。国はこんな矛盾したことをずっと続けてきた。

民間病院との統合モデルも

全国各地の自治体はいま、選択と集中をそれぞれ一生懸命に進めている。その大本山が各地の公立病院改革、公立病院の統合・再編だ。こうした公立病院の統合・再編事例は全国各地にたくさん出てきた。

最近では、例えば三重県桑名市にある地方独立行政法人桑名市民病院と、同じ市内にある民間病院、医療法人山本総合病院の統合・再編の例がある。

この統合では、民間病院との統合モデルになっている。この件も私が桑名市議会に出向いて、統合断念の決定を白紙に戻してやり直すべきだ、覆水盆に返せと主張して実現させたものだった。

そうやって、医師・看護師も集まりやすい医療環境をつくることで、地域医療の崩壊を防ぐ戦いがいま、だいぶ進んできている。

ただその際に、一番の障害になっているのが、やはり各地の自治体労組だ。いかに断固として進めるという強い意思をもって改革に当たれるかに、この改革の戦いの成否がかかっているとも言える。

大阪市の改革が逆に駄目な理由もここにある。

地方独立行政法人府立病院機構ほか府立・市立8病院の再編・統合の件だ。この改革は3年も先送りになってしまった。3年もかけていたら再編は難航するだろう。公立病院改革の期限が来てしまうからだ。公立病院改革ガイドラインでは平成25年度中には経営形態の変更をし終わっていなくてはいけないことになっている。

それが労働組合の抵抗にあって簡単に変節してしまうのはいかがなものか。首長の任期中の再編・統合はできるだろうか。

労組の抵抗は各地で熾烈かつ巧妙だ。それで改革のかなりのものが頓挫しているのも事実だ。だから私の戦いはまだまだ終わらない。

改革の障害となるもの

民間病院でも戦争があった。

千葉の安房医師会病院だ。これは「お上」との戦いだった。

これは最近の中では一番大きな戦争だった。千葉県では2度と商売はしたくないと思ったぐらいだ。

千葉県館山市にある社団法人安房医師会病院という約150床の病院が2007年に破綻した。医師不足で赤字が続き、10億円近い資金を個人保証で借入していたので、医師会の役員をやる人がいなくなってしまったのだ。日本一の医師会病院だった。

院長からの依頼で安房医師会病院の顧問になり、改革委員会の委員長を引き受けた。聖マリアンナの明石勝也理事長や、東海大学の松前達郎氏のご子息などが委員になってくれた。それで指定管理者を公募した。

この病院は近くに徳洲会の病院があったが、近隣には有名な鴨川市の亀田総合病院もある。指定管理者は亀田にターゲットを絞った。種々の問題があって民間の医療法人では改革は難しいということになり、亀田系の社会福祉法人を指定管理者に決めた。ことの発端は、千葉県が、社会福祉法人の病院は前例がなく、開設許可はできないと、改革の妨害としかいいようがないことを言い始めたことにあった。

私の改革案は知事の堂本暁子氏にも直に会って話をして決めたものだった。千葉県はいま非常に医師不足でたいへんなことになっている。前述の銚子の件で触れた通りだ。

千葉の南端にある館山市で唯一の救急医療病院である安房医師会病院がつぶれたら、この地域の救急患者は隣の鴨川に行かざるを得なくなる。さすがの亀田病院もそれではパンクしてしまう。だから何としても許可をして欲しい、と知事に頼み込み、ようやく「わかりました」と言って下さったものだった。

だから当然、この件は受理されるだろうと思っていた。ところが認可申請書を持って県へ提出したら、千葉県の参事がのこのこやって来た。やって来るなり、こういう病院の開設は前例がないので申請を受理しないと言うのだ。

しかし、実際には、社会福祉法人の病院は前例がある。事前に調べて分かっていた。恩賜財団済生会病院だ。済生会は社会福祉法人だ。それに、麻生太郎氏が所有する株式会社麻生では、系列で社会福祉法人の病院を新たに開設している。そういう前例があるではないかと詰め寄った。

結局、役人というのはおおかたが前例主義だ。

前例がないと動こうとしない。どこの役人も同じだ。崩壊していく地域医療を救おうと本気になって考えている人は少ない。何かあったときに、責任を負いたくないからだ。

ただこの場合、実際には前例があるのだから、全くおかしな話だ。

社会福祉法人だと非収益事業は非課税にできるので税収が減る、とでも考えているのだろうか。だから反対する理由もわからないでもない。しかし要は、地域医療を支えるつもりがあるのかどうかということだ。こういう緊急事態にとる態度ではおよそないだろう。

医療整備課長など5、6人をつれてやって来た参事は、最後まで「駄目」の一点張り。ついにオーナーの亀田隆明理事長と私は怒りが爆発した。

「これから堂本知事に電話する！　千葉県では知事とあなたと、どちらが偉いのか！？」「受理しないなら帰れ！　明日の朝、記者会見を開く」「知事はＯＫを出したのに、役人が受理しないと言っている。千葉県南端の房総半島の地域医療は崩壊する。原因は君らにある——という内容の会見だ」「会見ではあなた方の名前も全部出す」……。たいへんな剣幕でまくし立てた。

亀田氏は千葉では影響力があるし、私も総務省のアドバイザーだったから、この「脅し」は効いたようだった。それでようやく受理された。

安房医師会病院は2008年に「安房地域医療センター」と改称、有名な亀田病院の傘下に入り、新築もされ、医師も増えて、立派な病院に生まれ変わった。過疎地でも、再生できるというモデルであった。

偏向報道

私が総務省の公営企業アドバイザーを辞めた理由は、財政破綻した北海道・夕張市の再建を手伝うことになったからだ。

夕張市が破綻したのは、起債が数百億円規模に達するまで、言ってみれば粉飾決算のようなことをしていたからだ。地方自治体の財政破綻は具体的には財政再建団体指定となることを指す。1992年（平成4年）の福岡県赤池町（現福智町）以来の指定で、北海道では1972年（昭和47年）の福島町以来だった。

市の財政負担を重くしていたのは市内で唯一の総合病院だった夕張市総合病院で、その改革を総務省から頼まれた。総務省は石炭産業から観光産業に転換した夕張市を表彰までしていたから、この再建は退けて通れない事情があった。ところが、私は最初、総務省のアドバイザーとしてこの地に赴いたが、総務省はむしろこの場合、〝被告〟なのだから、総務省のアドバイザーからは降りるべきだと言われた。

それで総務省と北海道庁の推薦で、夕張市立総合病院のアドバイザーに就任することになった。

夕張市総合病院は2007年に夕張医療センターと名称を変え、200床あった病院を有床診療所に変えて出直すことになった。

この改革は偏向報道との戦いだった。

あるTV報道では情緒的な報道によって、改革自体がこき下ろされた。

透析患者は隣町の栗山日赤病院へ30~40分かけて行かなくてはならなくなった。あるTV番組では、高齢の透析患者に密着取材をして、栗山日赤で透析中に「早くうちに帰りたい」などと言わせて泣くシーンまで延々と撮影して報道していた。

夕張で透析をやめさせたのは透析を見る医師がいなくなり透析治療が危うくなったからで、30~40分かけても栗山日赤で行うべきだったからだ。

このTV番組では最初から、この改革は悪い、という先入観に基づいて取材を行っていることがありありだった。情緒的報道によって改革が妨害されることについては本当に悩まされた。

そもそも財政破綻したのだから痛みを伴う改革は避けて通れない。その上で痛みは最小限に抑える努力をしている。だから栗山日赤には送迎バスも出している。高齢者にとってはちょうどいい運動になる、ぐらいに前向きに考えることが大事だ。

われわれがやっている努力には目をつむり、市内で診られなくなったというマイナス面ばかり強調する。これで偏向していないというなら、そのTV局の報道倫理そのものを疑う。

政治的圧力

病院ＰＦＩは完全な失敗だ。そのことは第４章に出てくる近江八幡市立総合医療センターの例で記した通りだ。

しかし病院ＰＦＩを問題視したことが、国会で追及されることになった。ＰＦＩ法案支持の議員が、私の実名を挙げて国会で取り上げたのだ。

公立病院改革ガイドラインには、私は、病院のＰＦＩは好ましくないと書いていた。根拠があったからだ。

最初に問題になったのは高知医療センターのＰＦＩ。

高知医療センターは旧高知県立中央病院と高知市立市民病院を統合して新病院を建設、新病院建設と運営にＰＦＩ方式を導入して２００５年に開設した病院だ。これが開設当初から赤字続きだった。前院長（当時）やこのＰＦＩのスポンサー会社だったオリックスの関連不動産会社社員などが逮捕される贈収賄事件なども発覚して、結局、２００９年６月にＰＦＩ契約は解除された。

もともとＰＦＩ事業は政府の肝いりで始められたものだった。それを私は高知医療センターに先がけて、近江八幡で止めさせたのだから、政治的圧力がかけられるのは当然だった。

それに、近江八幡市立総合医療センターがある地域は、民主党のとある有力議員の選挙区だった。

会期中に当時、副大臣クラスの人から私の携帯に電話がかかってきた。

「長さんはＰＦＩについてはいろいろなことを言っていますが、あれは個人の意見ですか、総務省の意見ですか」。私は「私的意見なら言っていいいんですか」と聞き返してやった。

公立病院改革ガイドラインの中で、関係者に対して一番、衝撃を与えたのは「病院ＰＦＩは好ましくない」と書かれていたことだったらしい。

総務省は「あれは長・委員長の個人的見解だ」と、我関せずの雰囲気に急変していた。でもそういう態度は通用しないだろう。なぜなら、所管官庁が主宰する法的な裏付けのある懇談会が出した答申に書かれているのだから。

もちろん、ＰＦＩはやめさせた方がいいと断固として味方をしてくれる総務省の懇談会事務局の人もいた。

政治家も政治家だ。それに対して国会で答弁できるほど勉強をしていないということだ。

結局、個人的見解ならばいい、ということになった。

ＰＦＩをやめさせた結果、近江八幡はいま非常にうまくいっている。今、病院ＰＦＩをやめたことは、内閣府や財務省の方針には反したが、病院にとっては大変いいことになったわけだ。

不偏不党

かつて千葉県山武市にあった組合立国保成東病院という約３５０床の病院が実質、破綻した。私が改革委員長となって地方独立行政法人化を推し進め、２０１０年にさんむ医療センターとして生まれ変わった。

この地域の問題は、比較的新しい問題だ。２００７年に４００床の銚子市立総合病院が実質破綻し、その影響で隣の東金市の県立東金病院が厳しいに状況に追い込まれたが、千葉県は手をこまねいている。成東病院はその余波を受けた形だ。

これらの状況は、この地域で医療従事者の絶対数が不足しているために起きている。大学医局が派遣していた医師が病院から引き上げてしまったり、看護師の引き抜きなどが横行しているのだ。

医療従事者が少なければ、それに見合った体制に再編するしかない。でなければ結局、医療機関の経営を行き詰まらせ、地域医療の崩壊をもたらす。

ここでの戦いは、二市二町との戦いだった。

成東病院の運営者は市町村組合。千葉の東金市、山武市、九十九里町、芝山町という市町が作った組合によるいわば共同経営だ。これでは最初から経営にならない。なぜなら経営者が最初から4人いるようなものだからだ。

この組合議会をまず解散させ、山武市だけが経営に関わるようにして、さらに独法化を進めた。さんむ医療センターとなってからは非常に経営はよくなった。

この件では地元の議会で共産党系議員などが独法化に対して強硬に反対した。これに対して各市町の首長が議会でうまく説明ができないというので、私がそれぞれの議会に2回出席して説明に努めた。

地域医療を守る戦いは不偏不党だ。地域の医療をどう守るかが大事であり、そこに第一の力点を置いている。だから決して労働組合はダメだとか共産党だから悪い、というのではない。

例えば、青森県の十和田市立中央病院では、経営改革検討委員会委員長であった私を労働組合が支持してくれた。それで改革を軌道に乗せることができたのだ。

事業仕分け人

民主党政権下で有名になった「事業仕分け人」の一人に私が就任することになった経緯については、実はよくわからない。

２００９年の中頃、民主党がまだ野党だったとき、議員懇談会というのが開かれ、50人ぐらいの民主党議員が出席した。その第1回目に私は呼ばれた。

私はもともと自民党支持者だし、自民党の菅義偉・総務大臣（当時）や大田弘子氏が推薦していただいたことで総務省の公立病院改革懇談会の座長になったことは第1章で詳述した通りだ。

その懇談会の場で、民主党が政権交代で政権に就きそうだというので、公立病院改革をどうするかという話になり、仙石由人氏から「協力して下さい」と言われた。そのときはどういうことをするのかよくわからなかったが、政権交代しても公立病院改革を継続できると思い、協力しますと言ったら、その後、事業仕分け人に就くことになった。

第1回目の事業仕分けは、トップが仙谷氏で、サブが古川元久氏（当時内閣府副大臣）だった。ある新聞で、私が古川氏に政治献金をして事業仕分け人になったというふうな、利権的に動いたようにも取られる記事が書かれていた。この記事は心外だ。古川氏は実力がある人で、ある週刊誌の編集長から「この人は将来大きくなるので応援して下さい」と言われ、野党のときからずっと、応援して献金もしてきた経緯があるからだ。10年も前からだから、事業仕分け人になりたいから献金したわけではない。

行政刷新会議のホームページに出ていたが、私の発言は影響力があるそうで、例えば、「後発医薬品の基準価格を下げて、その分の余った医療費を急性期医療に回すべきだ」と言ったら、その通りになった。

影響力を持ちすぎると困るから、甘い脇があったら突いておく必要があると考える勢力がいたのだろう。どういう方面かはわからないが。新聞にイメージダウンの記事が出るときは、必ずそういう力が働いていると考えるべきだ。確かに、この発言は、後発品メーカーは喜ぶが、新薬メーカーには面白くないかもしれない。

政治的リーダーシップとは

これまで何に対して戦ってきたか、と聞かれても、国民目線で言うべきことを言ってきただけだ、ということしか答えられない。だから柔軟性を欠いたことはしていないつもりだ。

私は独法化、公設民営論の一点張りでは決してない。公設公営＝公務員でも立派に病院を経営しているところはあるし、そういうところの仕事もたくさんやってきた。民主党政権時代には、事業仕分けで、仕分け人同士の中で意見が分かれることも多々あったが、廃止をしてムダを止めさせたことはたくさんある一方で、逆に残したものもある。例えば、福祉医療機構は絶対に残すべきだと頑張って残すことができた。廃止を主張したのは慶大の土居丈朗氏だったが、7対6で存続が決まった。これが残ったことで今、民間病院を非常に勇気づけているはずだ。

ただ、日本の医療の現状と今後について考えると、それを救うための公立病院改革の方向性については、もうほぼその路線は決まっている。そのモデルは少なくとも作ることができたと思っている。

その原点を決めたのは、当時、総務相だった菅義偉氏だ。だから心から尊敬している。

残念ながら、民主党にはリーダーシップがある人がいなかった。

民主党は私を事業仕分け人の一人にした。しかしそれは政権を取った政党が自民党側の人間を取り込むためだけの狙いだったのではないかと思う。

1回目の事業仕分けでは、忌憚のない意見をどんどん述べて、それを実行できた。全国の医療関係者は固唾をのんで成り行きを見守った。

ところが2回目では、さっそく外しにかかる勢力が出てきた。当時、事業仕分けの担当だった私の後輩に当たる参議院議員から「2回目の候補からは外されていますよ」と聞かされた。少しやりすぎたのかな、と思った。そのときは財務省の主計官以下が応援してくれて辛うじて仕分け人に残った。財務省は一流官庁だと思った。

結局、3回目の事業仕分けでは、私は外された。外せという勢力からの圧力に結局、民主党は負けたのだと思う。そういう政党の将来は難しいというしかない。

自助努力

公立病院改革ガイドラインは財政負担を減らすために単にコストを削減することを目的としたものではない。コスト負担を低くして、その分を人件費に充てるなど、あらゆる改革の方向性を詰め込んでいる。

ガイドラインの中身のキモは沢山あるが、中でも病院の病床利用率が70％を切る事態が3年続いたら、その病院は診療所に転換しなくてはいけない、という大胆な病床の削減策を明確に記していること。

病院を診療所に転換せよというのは、早い話、病院経営からは手を引け、ということだ。正直、国民の大事な財政を使っているのだから7割でも低い気がする。

というのも、公立病院には1床あたり年間70万円もの赤字補てんが出ているからだ。

100床の病院で平均病床利用率は20％しかいかない病院が結構ある。それでも補助金が自動的に年間7000万円も出てしまうのだ。

これでは経営努力をしている人は全く報われない。努力しなくても、病床を空けておきさえすれば天からお金が入ってくるのだから。

そういう病床は許可を取り消さなければいけない。そこに初めてメスが入れられた。地方自治体の抵抗で、これまで35年間、手が付けられていなかったところだ。

病床を減らすことは、病院職員・医療従事者からその病院での職を奪うことになる。だからそれを求める答申には明確な表現を避けたがる。「適切な運営を求める」など抽象的な表現の答申ばかりになる。だから私は全て数値で示すことにしている。それにはずいぶん抵抗があった。

今、地方の医療機関では医療過疎化や医師不足、看護師不足の状況がある。需給関係で言ったら給料は上げないといけない状況だが、しかし2013年に入って政権与党は地方公務員給料を7・8％下げるように要請している。地方自治体が運営する公立病院で働く医師や看護師は地方公務員の身分だ。地方自治体の職員は行政改革推進法で5％削減を義務付けられていて、実行できなければ地方交付税が減らされる。要は国も火の車で財源がもたないということだ。

こうした流れを見越して、公立病院改革懇談会は核心に触れた答申を出している。天からのお金に頼らずに自助努力で病院経営を建て直していくことが求められている。

病院の診療所化は現実にどんどん行われている。有名な夕張や、最近では天理市立病院などの例がある。簡単に言うと、100床規模の病院では腕も磨けないし、医師と看護師が集まらないからだ。

ガイドラインには故・武弘道先生の意見が大きく反映されている。

武先生は、幹線道路が整備された今どき、20年前と同じように山ほど病院を作っている、と生前、批判していた。また「平成の大合併のとき、なぜ総務省は病院も合併させなかったのかと」と関係者によく怒っておられた。私は難しい病院の合併を条件にしていたら平成の大合併は実現できなかったでしょう、と言って当局の担当者を擁護したこともあった。

それだけに今回のガイドラインでは、相当厳しく改革を行っていかないといけない。町村合併でひとつの市に3つも4つも病院ができてしまっているからだ。

ところが「わが町の病院はつぶさせない」という調子になるから、一向に医師不足が解消できない。

日本全体では医師は不足していない

実は、この5、6年間で大学医学部の定員が1300人程度増えている。

文部科学省が国立大学・私立大学を問わず定員を増やしているのだ。大学医学部は所管官庁が厚生労働省ではなく文部科学省だ。1300人近い医学部の定員をこの5、6年で増やしたということは1校の定員が100人だから13大学を新たに作っているのと同じだ。いま東北地方に医科大学・大学医学部をつくれと大合唱が起きている。

医師が足りないよりはそれは増えてくれるほうがありがたいから、大いにやってくれるといい。

だが、医学部学長会議などはこれに反対している。なぜなら、短期的にはかえって、医師不足になってしまうからだ。大学をつくるために優秀な教授を新しい大学に持っていかなければいけないからだ。自分一人ではなく弟子も連れていくことになるから、大学を1つつくると短期的には医師不足が起きる。これは私の認識だが、医学部長会議の考え方とも一致すると思う。10年後に新しい医師が世に出てきたとしても、増えるのは10年後の話だ。

文科省は定員を増やしているけれども、結局、新しい医師は設備が整っていて働きやすく住みやすい魅力のある病院に行ってしまう。過疎地などには特に行かない。医師不足と言われていても、医師は、いることはいるのだ。

米国などを見てみると、ほとんどの地域は過疎地だ。何せカリフォルニア州の面積は日本とほぼ同じなのだから。要は、センター病院を大きくどかんとつくって、そこに多くの医師を集めて、派遣能力を持たせることが肝心だ。そういうことが公立病院改革ガイドラインの一番はじめに書いてある。

各地の公立病院には、しっかり税金投入をしてもらっていい。だけど、それは医師派遣能力を持ってもらう、ということが大前提だ。

この方針は、ようやく全国各地で受け入れられつつある。

ホースセラピーとは何か？

（以下は『ホースセラピー癒やしの乗馬』（２０１６年６月財界研究所刊）より転載したものです）

＜公設民営で全国に25カ所、ホースセラピー施設を作ろう！＞

ホースセラピー。ここ日本では、この領域での保険適用がされていないこともあって、医療関係者の間での認知度もそれほどあるとは言えない。

社会福祉法人など障がい者向けにホースセラピーを行う施設は国内にもいくつか存在しているが、そもそも一般への認知度はほとんどない。

日本治療的乗馬協会という団体の設立当初から監事としてこの分野に関わっているという税理士の長隆氏は、ホースセラピーを行うための治療的乗馬施設をどう日本で増やしていくかに関して、「公設民営の施設ならば、これから日本で25カ所ぐらいの施設を作れるのではないか」と希望的観測も含めて大胆な見方を示す。

日本に25の新しい施設を一気に作ってしまおうという強気の見方だが、それには理由がある。政府が現在、進めている「日本版ＣＣＲＣ」と、このホースセラピーの施設が非常にマッチするだろうと見ているからだ。

超高齢社会が進展する日本の地方でこそ、治療的乗馬施設は相応しいというのだ。日本版ＣＣＲＣとは、米国で普及している健常時から高齢の要介護まで移転することなく継続して暮らせる複合コミュニティー（ＣＣＲＣ）を参考に、東京から地方への高齢者の移住を促進して、地方創生に繋げようという発想で政府が推進している政策の一つ。

２０１５年に内閣官房まち・ひと・しごと創生本部が行った調査では、調査対象の全国１７８８の地方自治体のうち２０２自治体が日本版ＣＣＲＣを推進する意向があることがわかり、このうち33自治体が既に取り組みを開始、29自治体が２０１５年度中に開始予定、７自治体が16年度以降に開始予定であることがわかった。

つまり約70の自治体が日本版ＣＣＲＣに取り組むことがわかったわけだが、このうち25団体ぐらいにこの「ホースセラピー」の施設の普及が目指せる、というのは長氏の見方である。

日本版ＣＣＲＣの構想を進めている有識者会議では、日本版ＣＣＲＣの基本コンセプトについて「健康な段階から入居し、できる限り健康長寿を目指すこと」と規定している。そのためには、高齢者は単にサービスの受け手としてだけではなく、地域の仕事や社会活動などに積極的に参加することで、地元住民や若者、子どもの世代との交流を行う主体的存在になると位置づけている。

一方、日本治療的乗馬協会では治療的乗馬について①治療や訓練（医学的領域）＝身体に不自由がある人のリハビリテーションの一つとして行われる②教育（心理・教育的領域）＝本人の意欲を尊重しながら行われる乗馬や馬の世話、厩舎作業などの活動を通じて、障がいのある子どもたちの教育として行うもの③スポーツやレクリエーション＝障がい者が乗馬というスポーツを楽しみ、生活の質的向上を主眼に置いた取り組み――の3つに分類。ホースセラピーを単に医療・作業療法・理学療法的な目的だけではなく、その心理的効果や教育的効果、癒やしの側面などに着目している。さらにその対象者は、障がい児や青少年だけでなく、高齢者も想定しているのだ。

つまり、ホースセラピーの施設は日本版CCRCとの相乗効果が非常に期待できる施設だとの期待がかかるのである。

いずれにしても、超高齢社会がますます進展するこれから、地域に元気な高齢者が活躍するのが地方創生のあるべき姿。ホースセラピーの日本での定着は、高齢者が活躍する地方創生が実現できるかどうかの試金石ともなりそうだ。（以上『財界』編集部）

＜団体設立10年間。いよいよ普及を図りたい＞【インタビュー】

――ホースセラピーに関わることになったきっかけは？

長　今から10年ぐらい前に、ドイツが発祥であるホースセラピーを日本でも普及させるための団体を立ち上げようという話があり、NPO法人の「日本治療的乗馬協会」というのが設立されました。そのときからわたしはこの団体の監事を務めています。きっかけは、川嶋紀子様（秋篠宮文仁親王の妃）の弟さんが力を入れているというので信用したことがあります。その方は獣医で川嶋舟さんという方で、この団体の理事も4、5年やられました。

わたしに監事をやって欲しいと話を持ち

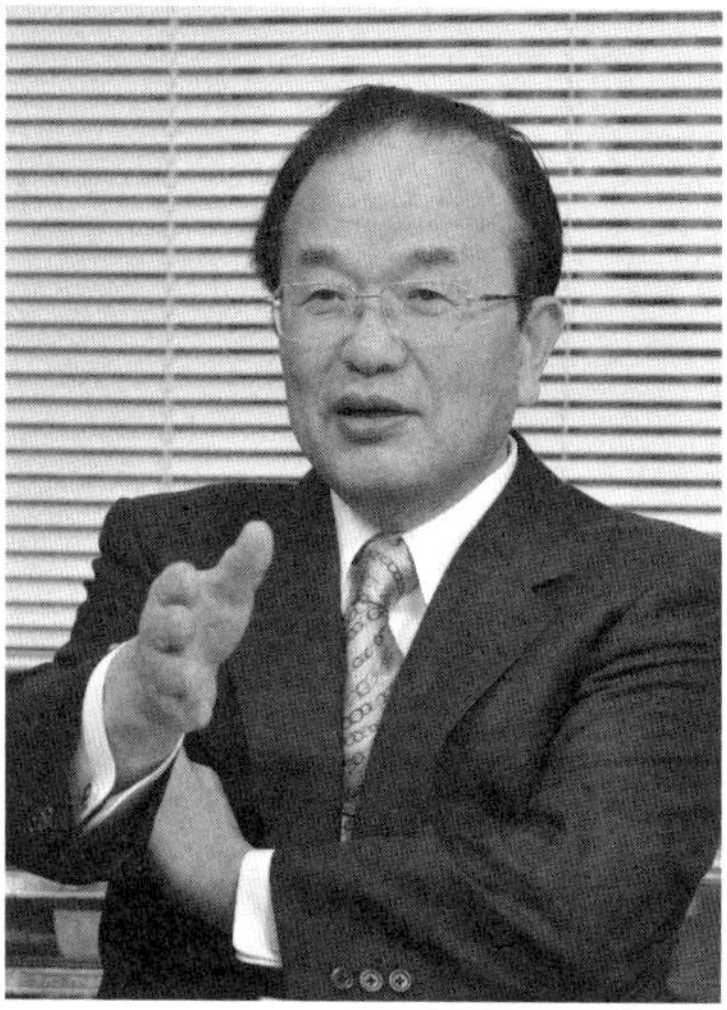

長隆氏

かけられた方は、稲波弘彦さんという、東大馬術部出身で、いま大きな病院を経営している整形外科の先生です。

稲波さんはこの団体の副理事長を現在も務められていますが、この方は、ホテルニューオータニの中で高度先進医療のクリニックを開業されるなどで有名な岩井宏方先生（故人）の娘婿に当たります。


―― 岩井先生は日本医師会元会長の武見太郎氏（故人）と師弟関係だった方ですね。


長 ニューオータニにゴールデンスパというジムがありますが、そこの社長も務められていました。ご存命の頃、わたしはこのゴールデンスパの顧問をやらせていただいていたのです。

そういう経緯があって、治療的乗馬協会の監事として、何とかホースセラピーを事業として日本で根付かせたいという思いがあったのですが、なかなかドイツのようになっていません。

団体は、この10年間は調査研究や広報活動をたくさん行い、それなりに各地で細々と普及活動を行ってきましたが、ここに来て日本馬術連盟副会長の嘉納寛治さん、この方は講道館柔道の創始者である嘉納治五郎氏の末裔に当たりますが、そういう方も理事になっていただくなど、メンバーはたいへんな方々が揃いました。ですが何ぶん、事業収入は少なく、勉強ばかりしている団体なのです。

――事業として根付かせたいということですね。

長　はい。わたしは治療的乗馬施設は、今の日本の政策に合致するものだと思っています。地方の定住化政策ですね。それは単に障がい者の生活復帰に役立つだけではなく、地方でいろいろな事業を創出して雇用を生み出すことができるのです。

いま公設民営化の病院としては恐らく日本で一番、資金を持っている日本海総合病院（山形県）の栗谷義樹理事長にこの話をしたら、非常に興味を持たれました。

――具体的に成功している施設はあるのですか？

長　このあいだ、福岡の恵光園というところへ視察に行ってきましたが、ここは立派です。これは一つのモデルになる素晴らしい施設だと思います。

ここはキリスト教系の社会福祉法人ですが、ゴルフ場一つぐらい、約30万坪の広さがあり、乗馬施設を持っています。施設が立派だということもありますが、何が素晴らしいかというと、乗馬だけではなく、養豚や野菜の栽培なども行っていることでいるということです。それに障がいをお持ちの方が携わっている。要はいろいろなプログラムを揃えています。

＜廃校になる学校を利用するアイデアも＞

——まずいかにいい施設を作るか、ということですね。

長　そうです。それにわたしも挑戦したいと思っているのですが、事業面で収支が合うようにするためにはいろいろ工夫が必要です。恵光園では、16年度から「放課後デイサービス」の制度を使う計画も立てられていました。

放課後デイサービスは、障がいを持つ子どもがいる夫婦が働けるよう、施設に子どもを預けると国から施設に1回1万円が支給される制度です。

ただこういう制度は問題もあって、この制度は株式会社で申請できるので、制度を食い物にする質の悪い業者が雨後の筍のように出てきていることです。いずれにしても乗馬施設を放課後デイサービスとセットにすれば、乗馬施設の利用者は選択肢が広がります。

——問題はホースセラピーの事業として始めるには、最初に施設にお金がかかることですね。

長　はい。それでわたしは、たとえば、間もなく法案が通る「企業版ふるさと納税」を使って企業に1千万円寄付してもらえば、600万円は国からお金が戻ってきますから、この制度を使って企業から寄付を募ろうとも考えました。ところが、ある地方自治体の企画振興課長から、お金を掛けなくても施設なら何とかなると言われました。それは廃校になる学校を使えばいい、というのです。

――　地方は人口がどんどん減少して、小中学校が統廃合されているからですね。

長　そうです。それが使えると。乗馬施設で一番、お金が掛かるところが馬場だそうです。屋内馬場や厩舎、センターやレストランなどその他の施設合計で1億円ぐらいかかります。

でも学校ならまず体育館があるし校庭もあるから馬場が作れる。ただ馬は足が命なので馬場に砂を入れて柔らかくしてあげなくてはいけない。これには結構、お金がかかるのですが。

あと、課題は指導員ですが、北海道の浦河にある施設が任意の資格制度で指導員を養成しています。農業高校の卒業生を多く採用し、セラピストの資格をとっていただいています。このように、全国でホースセラピーの普及に向けた取り組みが本格化しています。

「産後ケア」について語る【対談】

竹島 絹子・つくばセントラル病院産婦人科部長
×
長 隆・監査法人長隆事務所代表

（以下は『産後ケアの全て』（２０１７年１月財界研究所刊・絶版）より一部を省略して転載したものです）

竹島　当院は、院長が、社会ニーズへの適応を意識して、高齢化対策に関してずっと力を入れてきました。新しい社会ニーズとして牛久市が母子保健、少子化対策に力を入れていきたいというタイミングであったこともあって、この事業をスタートしました。

もともと当院の産婦人科医師や助産師さんたちは、産後のお母さんへのサポートは必要だという意識を強く持っていて、ただ病院としては、産後のサポートは医療とは違うものだし、なかなかこの意識は共有されず、また産科自体、他科からはこれまで

「スタッフが潤沢なのに何で大変なのか？」と思われていたと聞いています。
私は、当院に赴任する前、大学の関連病院である総合周産期母子医療センターでハイリスク妊娠の管理に力を入れてやってきたのですけれど、いざ退院というとき不安を訴える方に対するサポートができない、誰がどう関わるべきかと考えることがありました。お産は無事に終わった、だけどそれだけでいいのかな、ということを感じていたことが私の中でのスタートです。でも実際、医療の中で産後ケアがどう関わるのか、想像ができなくて、最初は院長に引っ張られる形で進めていったのが現状です。

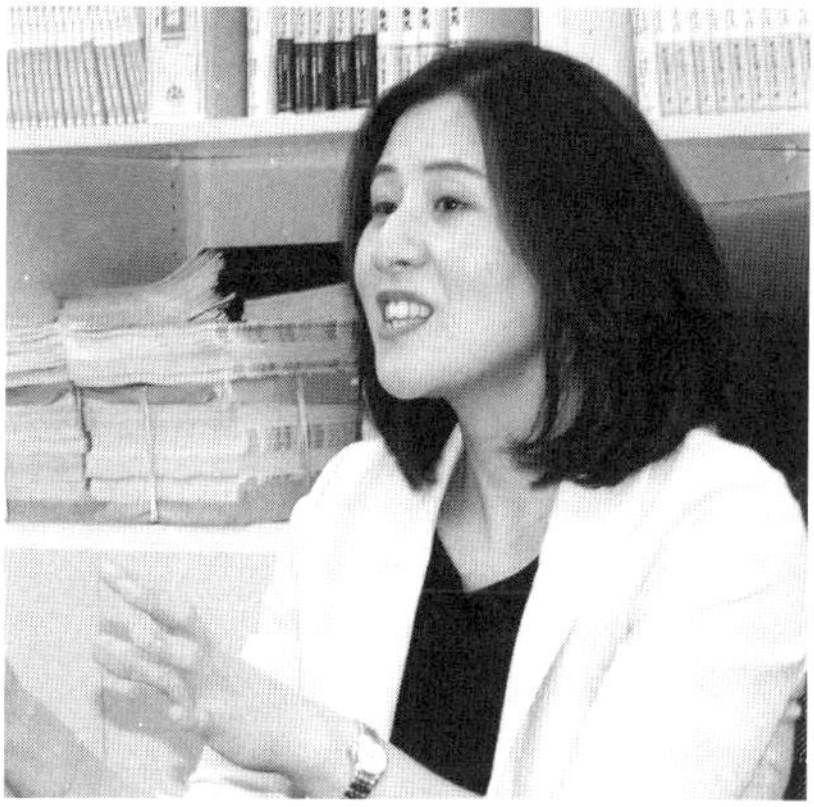
竹島氏

長　私は今、村松静子さんという看護師の人を応援しています。村松さんは「メッセンジャーナース」という会社を作り、お医者さんと家庭にいる人の間に立って、メッセンジャーになることを目指して全国に普及させようとしている。

要するに、病院の中で、医師と看護師の意志疎通がうまくいっていないところが多くて、そういうことを少しでも解消していくお役にたてれば、という考えです。それで、私は助産師ももっと活用してあげたいと思っているのだけれど、なかなか受け入れてくれる病院がないですね。

だから私は、助産師もこれからは株式会社を作ってやっていったらどうかと考えています。

結局、この問題は、日本全体の病院の体質が変わらなくてはダメなんだと思います。

たとえば「総合母子保健センター」。医師も助産師も看護師も、みんながケンカしない箱を作ろう、というのが総合母子保健センターの考えです。以前、群馬県のある市でこれを始めようとした。市立病院のそばに作ろうと考えたら、大学が協力してくれず、結局できなかったんです。

もともと市が作って欲しいと言って私のところに来たのが始まりで、市長は大学に5年も通ったのに産婦人科医を回してくれなかった。

とにかく、これからは意識が変わらなくては、病院は生きていけません。日本全国の300病院が分娩を止めたのです。私の地元の所沢でも、独立行政法人国立病院機構の病院が産科を閉鎖しました。今度、私は防衛医大の評価委員になりましたが、ここも産後ケアのような新しい、社会的ニーズに合った仕事で復活していただこうと思っています。需要のある仕事をしないと病院経営は良くなりません。

——現実のところ、産後ケアに来る人は増えているのでしょうか？

竹島　まだ少し全体感がやはり見えないところがありますね。こちらも慎重になっていることもあるのですが、よかれと思ってやったことが全くニーズに合っていないことになりたくないというか…。

実際、まだ産後ケアに来る人は少ないですね。やはりどこかニーズと合っていない部分があるのではないかとも思うのですが。

お母さんは、子どもにはお金をかけるけれど、自分にはかけないという感覚があるような気がします。

世田谷はけっこう人が来ているようですね。

長　世田谷では自分にお金をかける人が多いということ？

竹島　これは個人的な意見ですが、特に、自分が仕事をしていた人は、自分にお金を使うことに慣れているけれど、専業主婦の方は、子どもにはかけても自分にはかけない方が多いのではないかと感じることがあります。

長　それはどうして？

竹島　もったいないと思ってしまうのでしょう。そこは我慢しようと。

長　1日5000円なんてもったいないと、我慢するのだと。

竹島　それは一種の刷り込みなのでしょうけれども。

長　社会的ニーズという面ではどうなんですか？

竹島　ニーズをすくうという意味では、通所のほうが現実的ではないかと思うのです。

宿泊が必要な人はよほどの人ですよね。

長　ある区議会議員が区の産後ケア事業を支援したいといって相談に来られたんですが、話を聞くと、やっぱり世田谷で成功しているからうちの区でも是非、成功させたいということなんですね。それだけ需要はあるということだと思うのですが。

竹島　世田谷はやっぱり需要とマッチしているということだと思うのです。

産院の面談アンケートにはいろいろな項目が書かれていて、社会関係や家族関係、お産の背景などでリスクの高い人を見つけることができるんです。

この人は子育てしづらい環境にある、という人が必ずそうなるわけではないですし、面談アンケートで引っかからない人がそうなることもあるのですが、ハイリスクな人を吸い上げることはできていますね。

こういうものがありますよと、こちらからお知らせすることがまず始めですね。基本は自分から入りたい、ということです。

実際、そういう自治体に引っ越してくる人もいますね。

長　僕は、政府も変わらなければいけないと思う。やはり産みやすい、育てやすい街にしようということだから、これからは箱ものにお金をかけるより、例えばそういう子どもを産みやすい場所にするための政策にしていかないといけない。

竹島　確かに、最初から箱ものを作るのは無駄が多いようにと思います。だから、世田谷のように、限られた場所にたくさん人がいるところでは、そういうサービスもいいのですけれど、地域ごとの状況に合わせて考えていかないと。

世田谷と地方の市町村の人口を比べたら10倍も違う。規模が違うので比べることはできません。

大事な納税者を育てる、というのは国の大小を問わず、為政者としては大事な視点ですね。
この事業はやはり、行政が主導していく仕事がメインになるのではないかと思います。やはり公共性ということを考えると、コントロールするのは行政のセンターですよね。
そこはやはり、私たちは委託されて、可能な部分でサービスを提供するスタンスでないと、他とのバランスも悪くなってしまうのかなと思います。
長　この分野は厚労省でも暗中模索なんだと思いますね。つくばセントラル病院では病棟の空いているところを、言ってみればホテルのようにしたわけですよね。そのことを、この間、厚労省のある幹部に話したら「そんなことできるのですか？」と逆に聞いてきたから、こちらがビックリですよ。なぜかというと、病院だけで勝手にそんなことができるわけがないからです。
竹島　実は、うちの病院の事務の人たちも最初はすごく混乱していましたね（笑）。普通の、保険が適用される病床とは違うわけですからね。
長　病床を増やすことは難しいけれど、なくすことは届け出だけで簡単にできるわけでしょう？

竹島　話は少しそれるのですが、テレビで温泉がある村のことを番組で取り上げていて、１人暮らしの80～90代のおじいちゃん、おばあちゃんが、「今日はあそこの健康センターに行く」と行って、そこに多くの高齢者の人たちが集まっていたんです。元気な高齢者が生き生き生活する、といった内容の番組でしたが、そういう高齢者関連だけでなくてやはり、もっと母子保健に関する部分にスポットを当てて、国の予算も回すようにしてもらいたいなと感じましたね。

――　産後ケア事業の現場ではマンパワーは足りているのですか。

竹島　自分が今まで働いてきた急性期が中心の病院では、この事業は余裕がなくて結構、難しいのではないかなと思っているのですが、つくばセントラル病院に来て、ちょうど産婦人科医師の人数も増えて余裕ができたところなので、タイミングが良かったです。

実質、現場で働くのは助産師さんたちなので、助産師さんたちが受け入れ可能なら問題ないですね。

――　それを認知症ではなく、産後ケアのほうにもそういうアイデアを持ってくることはできませんか。お母さんカフェとか。

竹島　いろいろな市町村でやっているところもあると思いますよ。情報を取りに来る人は大丈夫なのですが、問題は来ない人がいることですね。だから、たぶん、市町村はまんべんなく名簿に情報は入っているから一応、病院に来る人、来ない人の把握はできるはずなのですが…。

個人情報を一括で管理できるのはやはり行政ですね。ただ自治体だけでは動けないところがあるのが現実で、特にお金が関わってくる事業では、まず当該地区の議員さんにご理解頂かないとものごとが進まないことがありますね。

長　お話を聞いていると、この事業にはまだいろいろと壁があるような気もします。でも壁があるから乗り越えようということにもなります。だから私はこの事業は民間企業も巻き込んだ形で盛り上げていくのがいいと思っているんです。

竹島　市町村と母子とが1対1で対応できる地域はいいと思うのですが、出産の半分が別の地域から来るようなところだと、市町村の単位でそういうものを作るとちょっと煩雑になって対応しきれなくなるかも知れない。

長　私が関与している東京女子医大の八千代病院に小児地域医療センター構想があ

って、八千代市だけでなくてほかの市をいくつか含めて周産期とがん、小児科を充実させようとしています。そうしたら順天堂大浦安病院が、うちでもこういうのをやりたいといって動き始めていますね。

いま全国に小児拠点病院は14カ所しかありません。周産期も含めて拠点病院のようなものを作る構想も必要だと思いますね。そういう拠点病院構想と組んで、産後ケア事業をやっていけばいいと思っています。一般病棟は看護師も減ってしまってたいへんですが、周産期は看護師にも人気があるのですから。

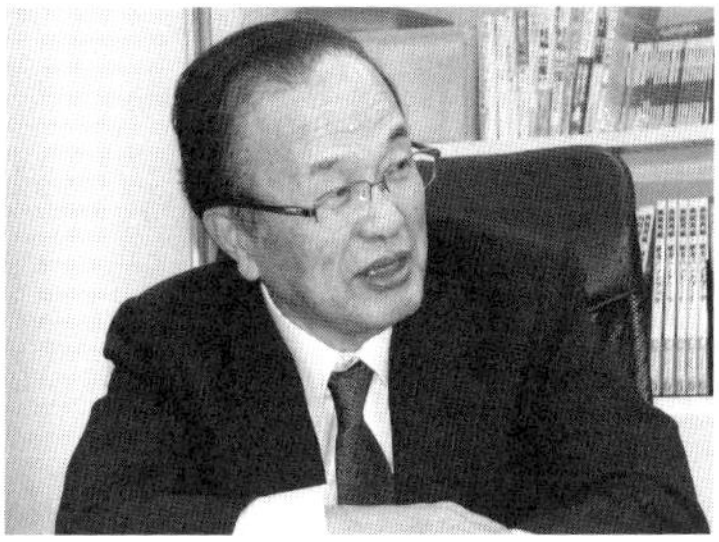
長氏

竹島　大学でも今、産後ケアへの関心が高まっていて、（産後ケア事業を進めている）市との関係もあって、取り組みを強めているという話は聞きます。

長　大学がこの分野に本格的に力を入れるというのはいいことだと思いますね。

結論をいうと、今の産後ケア事業は、1日5000円という（自己負担の）値段はかなりの壁になるということになりますね。

竹島　私は、何人もの人に1割負担でやるなら、むしろ人数を減らして、もう少し安くできるようにするほうが利用して頂く機会が増えるのではないかと、個人的には考えているのですが。

長　それを自治体がどう考えてくれるかですね。例えばどんなことが産後に必要になっているか、そういうことを大学で詳細にリサーチしてもらって、サービス内容を開発して充実させていくことが大事だと思います。

竹島　そういうことが必要かもしれない。確かに何となく、産後ケアは手探りでやっている感じがあります。もう少し客観的にニーズを把握して、将来の構想も考えてやっていくことは必要だと感じています。

長　とにかく大学に産後ケアでリサーチする組織を作ることが必要ですね。大学がその気になれば、ほかの病院もついていく可能性が高いと思います。

なぜいま病院大連携時代なのか？【インタビュー】

（以下は『財界』（2019年夏季特大号）より転載したものです）

＜病院のことは病院の医師が一番よくわかっている＞

――地域医療連携推進法人による公立病院の大連携時代が始まっていますが、まだ全国的には数えるぐらいです。現在、連携が最も成功しているのは山形県酒田市の日本海総合病院だと思いますが、長さんはその連携が始まるきっかけとなった15年前の外部委員会の委員長を務めたほか公立病院改革にこれまで長く携わってきましたね。

長　はい。公立病院の大連携は絶対に必要なことだと思っているのですが、ところが現実にはあまり進んでいません。なぜかということなんですが、例えば、うまくいっている日本海総合病院がある山形県ですが、県立だった旧日本海総合病院を入れた県立5病院のうち、経営がうまくいっているのは地方独立行政法人に移行して市立酒田病院と統合した日本海総合病院だけなのです。

ほかの4病院（県立新庄病院、県立中央病院、県立河北病院、県立こころの医療センター）はいまも厳しい状態です。

なぜ厳しいかということですが、もちろん県立病院の経営責任者である知事の責任が一番大きいのですが、以前、ここには県立4病院の管理者に就いた医師がいたのですが、当時の知事がその人を辞めさせてしまったことがあります。理由はわかりませんが、後任の管理者には県の事務方の人が据えられました。事務方の人では医療のことは全くわかりません。

――病院の管理者はやはり医師でないと無理だと？

長　医師だからいいというわけではありませんが、少なくとも病院のことはよくわかっています。

――そもそも、なぜ、病院大連携なのか、という所から説明してくれませんか。

長　人口減少、少子高齢化がますます進むこれからの日本は、特に過疎化が進む地方では人的、財政的に医療資源が限られてきます。病院同士が連携して効率的な経営を行っていくのは当然の流れなのです。

――その病院大連携がなぜ、うまくいかないのですか。

長 結局、地方自治体同士で縄張りの確保を始めるからなんです。問題は、事務方の人が病院の管理者になっても、勤務している医師はその人にはついていかない、ということです。

――つまり、役人が病院経営をしても、大体うまくいかないということですか。

長 それはもう明らかなことですね。地方独立行政法人の神奈川県立病院機構も昨年、県が要するにクーデターで前理事長を追い出してしまった。別に私は前理事長の土屋了介先生の肩を持つわけではないのですが。

公務員が改革を主導するのは経営という視点で不都合なことが起きてきます。例えば、埼玉県は県立4病院を1つの独立行政法人にする案を出してきました。上田（清司・埼玉県）知事はこれまで、県立病院の循環器呼吸器科だけを熊谷総合病院で1つにしようという方向で絵を描いてきたのです。予算までついていました。それなのに4病院全てを1つの独立行政法人にするというのです。私はそれには大反対です。

＜役人主導では改革できない＞

――一緒にするほうが経営効率が良くなる気がしますが。

長　民間の場合はですね。例えば、岐阜県立3病院は1つ1つを独立行政法人にしました。なぜかというと、経営が良いところと悪いところが一緒になると、悪いところが急に良くなって、それに甘えてしまうからです。1つ1つを独立行政法人にしたから岐阜県立3病院は、へき地にある1カ所を除いて非常に経営が良くなっています。

病院をひとまとめにして大きくしたいのは、それで事務部門の権益を拡大したいという役所の意図があるのは明らかです。

これまでいろいろな自治体立病院の改革に取り組んできましたが、もちろん協力してくれることも多いですが、しばしば改革は妨害されます。

経営改革にはいろいろなやり方が当然ありますが、本当に働きがいのある病院の経営体制をつくるには、まずお役所体質からの脱却が必要だと思います。

――役所は税金で仕事をしていますが、民間は創意工夫、自らの知恵で経営をしていかなくてはならない。病院経営も基本は皆同じですね。

長　そうです。そういう基本線は変わりませんが、病院の場合、官と民が連携するケースもあるのです。

福島県須賀川市にある公立岩瀬病院のケースがそれです。ここは近く、この病院が中心となって地域医療連携推進法人が作られますが、この連携推進法人に民間病院である須賀川病院と池田病院が入ることが決まっています。

これは官と民が協力して組んだ珍しいケースです。

病院連携、あるいは地方独立行政法人化が成功するかしないかは、それぞれの地域地域によって事情が違ってくると思います。病院の規模が大きいから成功するわけでもないし、小さくてもうまくいくというわけでもありません。

——具体例をあげてくれませんか。

長　例えば、大きい規模の例でいくと、2016年に地方独立行政法人となった千葉県旭市にある旧市立病院の総合病院国保旭中央病院があります。病床数が約1000床あるたいへん規模が大きい病院です。

独立行政法人になる前は経営が瀕死の重傷でした。東大と千葉大から医師を派遣してもらっていましたが、呼吸器科と整形外科に来ていた医師を東大が引き揚げてしまい、この2つの診療科には医師がいなくなってしまいました。そこで何とかここを独立行政法人にすることを私がお手伝いして、職員もやる気のある人だけ残ってもらい、県内でも有数の病院に生まれ変わりました。

＜労働組合を敵視しない。働く意欲があるかどうか＞

――うまくいった秘訣は何だったのですか。

長　旭中央の改革が成功したのは、ひとつには労働組合が結局、独立行政法人化の方向でいくことに賛成したことがあると思います。ここの組合には、外部の大手企業の労働組合が入り込んで争議が起きそうな不穏な動きもあったのです。

――その病院の労組が味方についたと。利益は出るようになったのですか。

長　独立行政法人になっていきなり利益が出るようになり、医師も戻ってくるようになりました。いろいろな指標でも抜群の成績になっています。それまではそんなことはあり得ないと思われていたことです。

やはり労働組合が最後は賛成したことが大きいと思います。敵は労働組合ではない、というのが病院改革における私の主義です。

――病院の労組には医師も当然、入っているのですね。

長　もちろん入っています。看護師も事務職員でも組合に入っている人が多いです。

だから、努力する人が報われる経営体質にすることを組合員を始めとする大多数の病院スタッフが賛成した、ということです。それでこの病院の経営は改善しました。だから争議になったら応援しようと外部から駆けつける労組がいても、ここで働いている皆さんは引き続き、ここで働きたいと考えて独立行政法人に残ることを選んだのです。独立行政法人になれば身分は公務員ではなくなりますからね。

これは別の話ですが、北海道は労働組合が強い地域です。2019年4月、道内の市町村運営病院としては初めて地方独立行政法人に移行したのが広尾町国保病院です。48床と小さな病院ですが、こんな小さなところにもあっという間に労働組合ができました。ここは民間病院の社会医療法人北斗（帯広市）が支援して独立行政法人に移行したのですが、北斗から応援部隊が来る前に組合ができてしまったのです。

何せ労働組合を設立したという通知が来ましたから。北斗から移って院長になった計良基治先生は「たいへんなことになった」と言っていましたが、私は大歓迎です。

むしろ祝辞を出すか、断られてもお祝いに行くべきだと思いました。

――対話ができるということですね。

長 対話ができますし、職員がまとまりやすいです。それに市町村の組合からは分離されますし、全ての情報は公開されるようになります。

情報の公開、これがやはり改革ができるか、できないかの分かれ目なのです。

――情報公開が改革の決め手だと。

長 そうです。全ての財務内容は公開しますから、労働組合との交渉は歓迎です。労働組合はもともとそうやって経営側と交渉をしますから、彼らも同じテーブルについて経営側の話を聞くようになるのです。

広尾町国保病院の場合、私が歓迎しているのは病院単体の組合ができたことです。これに外部の団体などが絡んでくると話がややこしくなります。これを橋頭堡にして、改革ができると思います。

改革は財務内容を公開してやっていくことになるので、彼らも働かない人にたくさ

＜全ての財務内容を公開して労使一体で改革に取り組む＞

ん賃金を出せとは言わなくなります。例えば、私は今月患者さんを何人診ました、ということが全てオープンになるわけです。共通の問題がわかるし、改革が進んでいるかどうかもわかります。全ての情報を公開することが改革のポイントです。

情報公開によって初めて、成果配分もできるようになります。よく働いた人には賃金を多めに出すこともできます。組合の中でも議論が活発になって文句ばかり言っている人もいなくなります。

——過疎地で人口減少であっても改革はできるのだと。

長 そうです。広尾では人を集めることでも新しい取り組みを行っています。道立広尾高校にはいま1学年に43人しか生徒がいません。それで、この中で10人の卒業生がこのあいだ広尾町国保病院に看護で病院実習に来ました。公立ですからそんなにお金持ちの家の子ではありません。どうしたかというと、入札で2病院を決めて、病院から奨学金を出せるようにしたのです。その1つが広尾です。

1人に年間160万円ですから4年間に640万円も出ます。これで生徒は東京の看護大学に4年間通って、資格を取ったら戻っていらっしゃいと。

生活費は自己負担ですが東京へ勉強に行けるので、子どもたちも家族もみな喜んでいます。

――地域社会と協力し合ってみんなで知恵を出し合うと道が描けるということですね。

長　その通りです。こういう仕組みをうまくつくっていけば、48床の病院でも生き返ることができるのです。

改革はやりようです。自治体本庁の許可を得なければ何もできないような体質では改革は何もできません。やはりまずは独立行政法人にならなくてはいけない。それがポイントです。

広尾の改革が成功すれば、北海道の100カ所ぐらいはある小さな公立病院は全て、ここをまねて生き残れるはずです。そのためにもこれからモデルを示さないといけない、ということですね。

コロナ禍でオンライン診療、オンライン監査を進めよう【インタビュー】

（以下は季刊『監事』（2020年7月号）より転載したものです）

＜公立病院改革のためには医療と福祉の連携・大連合を進めるに尽きる＞

――長さんは公立病院改革に長年にわたって取り組んできたわけですが、コロナ禍のいま日本では全病院のうちの8割は赤字経営だとも言われます。今後、危機が続くなかで医療崩壊を起こさせないためにも、どんなことが必要だと考えていますか。

長　コロナ後の医療は、福祉との大連合を進めることだということに尽きると思います。

医療機関同士、あるいは医療機関と介護施設との連携・大連合を進めることは当然のこととしても、それ以外にも厳しい環境の病院経営を改善するために考えられることが実は、あるのです。

一つには、病院監査業務をもっと効率化できないか、ということです。

コロナ禍の状況下で、多くの病院からは監査法人に対して、病院には来ないでくれ、と言われ始めています。そこで、われわれの監査法人 長隆事務所では、遠隔監査のサービスを始めることに決めました。

詳細は資料などを見ていただければいいと思いますが、コンパス・コミュニケーションというミロク情報サービスの関連会社のソフトを利用して、リモート監査ができるようになる、というものです。病院監査で実際にこのシステムを活用するのは、当事務所が初めてになると思います。

―― そのシステムが優れているポイントとは？

長 仕組みを簡単に言いますと、監査を行う対象の機関・団体と契約をすれば、その機関・団体が使っている会計ソフトのシステムに入り込んで、遠隔で監査業務が行える、というものです。

具体的に今度、契約したのは石川県七尾市、能登半島にある社会医療法人財団 董仙会 恵寿総合病院という約420床の病院です。

この病院は情報化戦略などでも先進的な取り組みでよく知られている病院で、理事長の神野正博さんは全日本病院協会（全日病）の副会長も務めています。

神野さんはこの間、全日病でテレビ役員会議を行って、遠隔監査には大いに賛成であるという旨の話もされています。

このソフトを使うのには月に千円ぐらいの料金を払えば済むので、現地へ行く航空運賃や人件費などのことを勘案すれば、現地に行って監査業務をすることに比べて、非常に経済的なものです。

＜会計士は将来消滅危惧業種？大手監査法人はたいへんな時代＞

――今まではどれくらいの経費とどれくらいの人数が必要だったのですか。

長　人数2人でだいたい15日間はかかっています。期末ごとに現地の病院へ行く必要があったものが、基本的にこのシステムを使えば行かなくても済みますから、これは大きな効率化につながります。

――スピーディな処理ができるということですね。

長　遠隔監査のメリットの1つは経費削減ですが、それに加えて業務でのITツール化、ペーパーレス化が実現できることも大きいと思います。

もちろん現地にいく手間が省けますから、業務の時間も短縮できるということになります。

それで、では果たして現地に行かないで通常の監査手続きが全てできるのか、という疑問を持つ人もいるでしょう。

いま会計士たちが一番、心配しているのは、期末の、例えば3月期決算ならば、3月31日には現金実査をやらなければいけないのですが、それを遠隔でできるのか、ということです。現実には、大手企業などでは、最近は、海外事業所へ現金実査をしに行くことはほとんどありません。そもそも現金を置かなくなってきていますから。

ですから私どもも、これからは現金監査は原則としてしない方向で考えています。

――それはこちらの判断でできると。

長　できます。そのかわりに同日の現金一覧表をリモートビューで出してもらい、それに従って現金実査の状況を携帯のカメラで写して送ってもらえばいいのです。それを監査人が見ればいいことになっています。

そうすると、これらをつきつめていくと、いずれ会計士はいらなくなる、という問題に行き着きます。実際に会計士は将来、消滅危惧業種の一つ、などと言われていますね。

遠隔監査が広まれば、少人数で監査業務をできますから、当法人のような小規模なところは生き残れるでしょうけれども、大きな監査法人は本当にたいへんなことになると思います。

私はそもそも、つまらない監査、あまり重要性がなくて、重箱の隅をつつくような監査をやって時間を無駄に使うよりも、それよりもっとクライアントに役立つこと、例えば理事長と月に1回30分でも話をして経営の問題点などを話し合う、といったことをする方がずっと、相手にとっても有益だと考えているのです。

ですから遠隔で効率化できるからといって無理矢理、監査報酬を下げる必要はなくて、要はその分の時間を有効に使って、相手にも価値あるものを提供していったらいいのではないかと考えています。

＜医師が代わる度に薬や医療機器の在庫が増える＞

――理事長との話し合いでコンサルティング機能が発揮できるということになりますか。

長　そういうことなのですが、それにはまず監査ができないといけません。実はいま、こういうことを考えています。

財務諸表に棚卸資産、固定資産の項目がありますね。ある公益財団法人でこのシステムを使うのですが、薬や医療機器の在庫が無駄にいっぱいあるわけです。医師が代わる度に在庫が増えるからです。なぜかというと、自分はこの薬、この機器以外は使わない、という医師が多いからなんです。

――そこに経費の無駄遣いに繋がることが生まれる面があると。

長　ええ。かつてある地方の公立病院にはレントゲンが5台もありました。医師が代わる度に新しいレントゲンを買っていたのです。病院にはこういう無駄がいっぱいあります。これ対して会計士は「それは駄目です」とは言えません。会計士は医療の中身については意見を言えないからです。

その法人はいい医師に来てもらうためにわざわざ新しい機器を買っていました。そうしないといい医師が集まらないからです。医師が悪いわけでもないのです。

ですから今後、棚卸資産、固定資産については理事長、経営者に判断してもらう。現場の院長や医師には任せない。

それは理事長、経営者にとっては喜ばしいことなのです。現場の医師は怖いから文句を言えなかったからです。だけどこれは法定監査ですから、理事長からおりて来ればもう、反対はできません。

――これまでの慣習も変えられる、ということですね。

長 そうです。固定資産も、例えば土地建物の監査ならば1回見れば終わりで、監査費もそんなに掛かりません。

しかし医療機器などの消耗品は、薬がだいたい売り上げの25％、医療機器も15％占めているのです。人件費は50％ぐらいですが、利益はよくて5％、普通は1％も出ないところが多いです。

今、病院の経営はたいへん厳しくなっています。コロナ危機後何年もずっと赤字経営が続くところが多いでしょう。だからコスト削減、特にこういう医療機器や薬の在庫の無駄の指摘を、監査法人は本当はしなくてはいけないのです。特に、高額な医療機器の耐用年数切れになったものや、薬も使用期限切れになったものがいっぱいありますが、これまではそういう指摘ができていなかったのです。その品目数が数千という単位であるからです。

そんなことが今回のコロナ危機を機に、遠隔監査でも、指摘ができるようになっていくのではないかと考えています。

――無駄をなくすことで赤字経営の病院の問題、ひいては国民医療費の削減というところにも繋がってきますね。

長　そうです。無駄がなくなる。そして医師を経営者がいい意味でコントロールできるようになる、ということです。

これをするには、まず病院の棚卸資産の在庫に、ラベルをきちんと貼ってひも付きにして、きちんと把握できるようにしておくことが必要です。それを全て、監査人が見られるようにすればいいのです。

＜今後、コロナ禍の影響で病院収入はどんどん減る＞

今回のコロナ危機を機に、とりわけ公立病院はどんどん、このシステムを導入した方がいいと思います。そうでなくても公立病院の経営は無駄が多いのですから。今後、コロナ禍の影響で病院の収入はどんどん減っていくでしょう。それには政府に補助金をもらって対応しよう、といった甘いことではいけないと思うのです。これからの国の財政のことを考えたら、やはり自ら経営努力をしなくてはいけません。

そうやって洗い出しをしていけば、各病院とも必ず5億円、10億円という単位の不要在庫が出てくることになると思います。

そんなようなことをいま、リモート監査の導入を機に考えています。

――コロナ禍を奇貨として、今までのやり方、働き方を見直すということですね。これは全産業に通じる話です。

長　コロナのおかげで、偶然なのですけれども、今までメスを入れられなかったところに、大きなメスを入れるきっかけができた、ということでしょう。

全ての産業でいま、そうなっていますね。特に、日本の企業は海外に拠点が多いですから、売り上げも今や海外の方が大きくなっているところも多いですから。

監査については、特に大企業の人たちには、東芝不正会計事件が起きたことで、監査は無駄なものだという考えが出てきてしまっていることが私は問題だと考えています。

でも問題は、監査手続きにあったのではなくて、要は経営者と監査人が猜疑心を持っていなかったことに問題があったのだと思います。東芝は50年間も同じ監査法人に監査をさせていましたからね。それではやはり駄目だと思うのです。経営者には改革する勇気がなくてはいけません。

経営者だって悪意で何もしないわけではないと思うのです。ただそのチャンスがなかなか訪れなかった、ということだと思います。ですから今回のコロナ禍は、その絶好のチャンスを与えてくれている、ということなのだと思います。

後発医薬品の流れを止めない

いま病院経営の危機が叫ばれている。今回のコロナ禍がその経営危機に拍車を駆けている。今後、財務的な医療崩壊を起こさせないで病院が生き残るためには、早急な経営改革が必須だ。コロナ禍の中で病床稼働率が大きく下がり、医業収入も大きくダウンしている。その一方で人件費や薬剤費などの支出は拡大している。人が中心の病院経営だから人件費に手を付けることはなかなか難しい。そこで薬剤費をさらに下げる努力が必要になる。

国はこれまで、増え続ける医療費の抑制のためにいろいろな手を打ってきた。そのひとつに、後発医薬品（ジェネリック）の推進がある。いろいろなインセンティブをつけることで、これを押し進めてきたが、その結果、今や後発品の採用は「やったほうが良い」から「やって当たり前」の時代に変わってきた。今では旧国立病院では薬剤はほぼ100％後発品に切り替わっている。

ただこのジェネリック推進の目標が数量ベースであるために、医療費のうちの薬剤費の総額はそれほど減っていない。最近は却って増える傾向にある。それは超高額な抗がん剤「オプジーボ」やバイオ製剤などの登場で薬剤費の総額がアップしていることが主な要因だ。そこで国は、薬剤費抑制の次の目玉として、薬剤「フォーミュラリー」（医療機関、及び地域医療における患者に対して最も有功で経済的な医薬品の使用方針）と、「バイオシミラー」（バイオ後発品）を推進していくことを掲げた。

2018年の診療報酬改訂では、「フォーミュラリー」へのインセンティブは先送りされたものの、「バイオシミラー」の推進には足かせとなるものが取り除かれて今後の拡大に道を開いた。

後発品を採用することで薬剤費用コストが下がり、病院経営にも大きく寄与することは、かつて聖マリアンナ医科大学病院で、当時の増原薬剤部長の取り組みによる実績が、医療界では良く知られている事実である。このときに採用されたのが、後発品メーカー大手御三家の一角である東和薬品のジェネリックだ。東和薬品は聖マリアンナには直販でこれを提供、このインパクトは卸業界に及び、卸の仕切り値も大きく下げる副次的効果を生んだ。

他章でも触れているが、いま公立病院改革で先頭を走っているのが日本海総合病院（地方独立行政法人 山形県・酒田市病院機構）。ここは地域医療連携推進法人「日本海ヘルスケアネット」の中核医療機関として現在、さらなる改革を推進しており、そこで日本初の「地域フォーミュラリー」の取り組みに乗り出すなどさらなる改革に邁進している。この日本海総合病院で地域フォーミュラリー推奨薬として広範に採用に至ったのも実は東和薬品のジェネリックだった。

ここで東和が採用された理由は、他社が海外に生産拠点を移していく中で、東和は逆に国内に生産拠点を戻し、山形県にも工場を持っていることが大きかった。

東和薬品の後発品に関してはこんな話もある。ある病院で薬剤の競争入札をすることになって、使用量が大きい薬剤を選考して東和薬品の直販価格と比較したところ、これまでいかに卸から非効率な薬剤購入をしていたかがこの病院の事務長は分かったと言う。

いずれにしても、後発品を採用していない病院はまだまだある。特に、民間病院ほど導入が進まない面が大きいように思う。それは新薬メーカーと特定の医師との結びつきなど、旧態依然とした抵抗がまだまだ残っていることも大きいだろう。しかし、後発品を採用する流れは、個々の病院経営の改善はもとより、国の財政問題に直結する医療費抑制にも大きく関わることだけに、この流れを止めてはいけない。

あとがき

公認会計士なのになぜ公立病院経営に深く関与する様になったのか？　とよく聞かれることがある。

民間病院団体である全日本病院協会の参与・顧問税理士を現在まで３０年以上にわたって務めてきたことが、一番大きな理由だとお答えしている。

公務員経営の酷さに対する正義感と、持ち前の負けん気によるものだった。

税理士法人設立の式典で、発起人だった住友銀行副頭取（当時）の西川善文さん（故人）は「長さんは仕事が難しいからと言って、断った事がなかった」と祝辞を述べた。褒めているのか、そうでないのか。

総務省の初代地方公営企業経営アドバイザーを13年間務め、民主党政権で事業仕分けに参加したが、行政に頼った事は全くなかった。忌み嫌われる事も物ともせず毒舌オンリーの人生だった。自慢は、政治家に頼らず、菅義偉氏に「長さんに世話になった」といわれたことか…。

新首相菅氏の目指す理念「自助・共助・公助」は、公立病院改革ガイドラインに脈うっている。菅政権の政策実行の原点となった公立病院改革の答申は、私の名前になっているが、間違いなく菅氏が直接、筆を入れたものであると確信している。名前を出していただいたことに感謝します。（次頁に答申（案）を掲載）

この本に実名を出されて憤慨される方も多いと思うが、高齢者に免じてお許しください。

最後に、長隆のホームページ作成を20年間担当してくれた妻・公子の助力なしに私の仕事は続けることができなかった。長隆のホームページのカウント数が1日40件程度で始めたが、盆暮れ一日も休むことなく更新し、現在は1日800件の訪問数になった。昨年は累計で500万カウントを達成した。本書が世に出ることを心から喜んでくれた公子に感謝の言葉を贈る。

2020年11月

長　隆

総務省自治財政局長
　　久　保　信　保　　様

公立病院改革懇談会座長
長　　隆

公立病院改革ガイドライン(案)について

　当懇談会におきましては、貴省において策定される標記ガイドラインに盛り込まれるべき内容等について、本年７月以来、審議を重ねてまいりました。その結果、当懇談会としては、標記ガイドラインを別添案により策定されることが適当であるとの結論を得ましたので、ご報告します。

　なお、公立病院改革の実施に当たっては、以下の点に特に留意すべきとの意見がありましたことを申し添えます。

一、公立病院改革の最終的な責任は病院開設者たる地方公共団体の長にあり、特に都道府県知事は、地域医療対策協議会等を積極的に活用して、公立病院の再編・ネットワーク化に主体的に取組むべきであること。

一、病院管理者は開設者との連繫を密にして、与えられた権限を充分に発揮して改革に取組むこと。その際には、一般会計等からの支援を当然の前提としてこれに安易に依存することなく、ますは自助努力によって独立採算を目指すという経営の基本を出発点に置くべきであること。

一、国は都道府県と協力して改革プランの策定状況及びその内容、実施状況等を把握するなど、当ガイドラインの実効性の確保に特に配意するとともに、改革が迅速かつ効率的に進められるよう、所要の財政支援措置を講じるべきであること。

【著者紹介】
長　隆（おさ・たかし）

昭和16年3月生まれ。昭和39年早稲田大学卒業。昭和42年税理士試験合格。昭和46年監査法人太田哲三事務所入所。昭和50年公認会計士第三次試験合格。昭和51年太田哲三事務所を退所、公認会計士長隆事務所開業。平成14年税理士業務部門を法人化。東日本税理士法人に名称変更。代表社員就任。現在、監査法人長隆事務所代表、東日本税理士法人会長。
総務省地方公営企業経営アドバイザー、総務省公立病院改革懇談会座長、総務省自治体病院経営改善推進研究会座長、内閣府行政刷新会議分科会評価者、公立学校共済組合病院運営検討会議会長、東京都病院協会顧問、日本赤十字社病院経営審議会委員、聖マリアンナ医科大学非常勤講師、社団法人全日本病院協会参与、日本赤十字学園監事など、その他多数の役職を歴任。

「医療と福祉」大連合へ――
わたしは戦い続ける！

2020年11月30日　第1版第1刷発行

著　者　長　隆

発行者　村田博文
発行所　株式会社財界研究所
［住所］〒100-0014　東京都千代田区永田町2-14-3赤坂東急ビル11階
［電話］03-3581-6771
［ファックス］03-3581-6777
［URL］http://www.zaikai.jp/

取材・編集　畑山崇浩（『財界』編集部）

印刷・製本　図書印刷株式会社

ISBN 978-4-87932-143-5
定価はカバーに印刷してあります。